최　현 박사의 한의학 에세이

톡톡 튀는 한방이야기

■ 시작하는 글

길.
삶은 길이 아닐까요?
어떤 길을 따라가면 행복과 즐거움이 기다리고
어떤 길을 따라가면 건강도 만나게 되지요.
이 책이 건강을 만나는 길동무가 된다면
정말 좋겠습니다.

특별히 이 책의 편집을 맡아준 이현숙 간호사 선생님과 출판을
흔쾌히 맡아 준 세계문예에 감사 드립니다.

빛고을에서
저자 최 현

톡톡 튀는 한방 이야기

한방 이야기 | 상식 마당

질병 마당

흔히 보는 성기능 장애

한방 이야기

건강하면 웃음이 나옵니다. 여유가 생깁니다.
매사에 힘이 솟고 자신감에 넘칩니다. 건강은 인생을 즐겁게 만듭니다.
사랑할 수 있게 만듭니다. 건강은 마술과도 같습니다.
하지만 건강은 그것을 소중하게 여기고 가꾸는 사람에게만 깃듭니다.
한방 이야기는 아마도 행복이 둥지를 트는 건강한 보금자리를 만들어 줄 것입니다.

자연은 스스로 치료한다

며칠 후면 추석이다. 올해도 반가운 귀성길에 오르면 황금 벌판과 짙어가는 단풍 속에서 가을을 한껏 느낄 수 있을 것이다.

한의학에서는 수천 년의 유구한 경험 속에서 한 해도 빠짐없이 반복되는 이같은 대자연의 질서와 변화를 직관으로 깨달아 질병의 치료에 응용하고 있다.

예를 들면 약초의 부위에 따라 인체 내에서의 작용 부위가 달라진다. 즉, 뿌리는 사람의 하체 부위 질병을, 줄기와 가지는 상체를, 껍질은 피부를, 호흡 작용을 하는 잎은 호흡기 계통을 각기 치료한다.

자연의 색과 질병 치료도 상관관계가 있다. 간장병에 걸리면 얼굴이 간의 색처럼 푸르스름해지고 또한 푸른색을 띤 식품인 야채나 과일이 간을 치료한다.

심장병 고혈압 환자는 얼굴빛이 붉어지며 주사, 홍화, 홍당무 등의 붉은 빛 약과 식품이 효과가 있다.

위장병 환자는 얼굴이 누렇게 뜨는데 소화기에 좋은 감초, 누룩, 맥아 등이 황색계통의 약이다.

폐병이 있으면 얼굴이 희어지며 흰 빛을 띤 무, 배, 살구씨, 은행 등이 기관지와 폐를 치료한다.

콩팥이 병들면 얼굴이 거무스레해지는데 검은 콩, 검은 참깨, 흑 부자, 오골계, 검은 염소 등이 콩팥을 치료하거나 스태미나를 강화한다.

이같은 사실들은 관념적인 동양철학과 비과학적인 경험 축적의 그릇된 속단이 아니라 치밀하게 계획된 창조 비밀 중 한 페이지를 장식하는 내용들인 것이다.

●뿌리는 사람의 하체 부위 질병을,
줄기와 가지는 상체를, 껍질은 피부를 치료한다.

깨끗한 피가 성인병을 예방한다

피는 생명의 근원이다. 피는 산소와 영양을 전신에 공급하고 쓰레기를 처리하며 질병에 대한 면역 작용을 하는 동시에 몸을 따뜻이 유지시켜 준다.

오염되지 않은 깨끗한 피는 건강 장수의 기본이다. 반대로 점도가 높아 끈끈하고 엉기면서 잘 흐르지 않거나 산소가 부족하고 당분이나 콜레스테롤, 지방 성분이 많은 피는 탁한 피이다.

탁한 피는 동맥경화, 고혈압, 중풍, 심장병, 암, 류마티스 질환 등을 비롯한 각종 성인병과 노쇠 현상을 촉진시킨다.
그러면 깨끗한 피를 유지하기 위해선 어떻게 해야 할까.

우선 하루 5~6잔 이상의 생수를 마신다. 나이가 들수록 생수의 효력은 크다(대변이 무른 사람은 제외). 또한 매사에 여유와 긍정적 사고를 하면 좋다. 또 1주 3~4회 이상의 규칙적인 운동을 해야 한다.

기름지거나 설탕이 많이 들어간 음식, 육식이나 쌀밥 편식, 각종 인스턴트 식품 섭취는 피를 탁하게 만드므로 피하고 섬유질이 풍부한 야채 중심의 식단을 짜며 대신 생선을 많이 먹는다. 또 콩을 비롯해 적어도 3~4가지 이상의 잡곡을 섞어 밥을 짓는다.

비만과 변비가 있어도 피가 탁해진다.
특히 스트레스와 담배, 운동 부족은 피의 흐름을 억제하고 혈관을 수축시키며 피의 오염을 악화시키는 큰 요인이다.
마늘, 양파, 토마토를 자주 먹고 녹차, 결명자차, 홍화차 등을 소량씩 장기 음용하는 것도 깨끗한 피를 위해 좋은 방법이다.

● 오염되지 않은 깨끗한 피는
건강 장수의 기본이다.

녹즙 건강법은 누구에게나 효과가 있을까?

'녹즙 마시기'는 최근 현대인의 건강을 지키는 한 건강법으로 자리잡은 듯하다.

각종 인스턴트 식품이 난무하는 요즘 풍부한 미네랄과 비타민이 듬뿍 담긴 녹즙은 마치 '마른 밭에 단비'와도 같은 효과를 우리 몸에 가져다 준다. 녹즙은 몸의 저항력을 강화시키는 것이다.

그러나 녹즙 역시 만병통치는 아니며 다른 건강법과 마찬가지로 누구에게나 다 좋은 것은 아니다.

한의학적으로 볼 때 식품의 가치는 그것이 함유하고 있는 영양가보다도 먼저 그것을 먹는 사람의 체질에 잘 맞는지의 여부에 있다. 녹즙의 흔한 재료인 케일, 샐러리, 미나리, 알로에, 오이, 컴프리, 파셀리, 신선초, 당근 등은 모두 체내에 들어와 냉하거나 서늘하게 작용한다.

따라서 아침마다 아랫배가 살살 아프거나 배가 끓고 복통이 자주 생기거나 변이 가늘고 무르면서 설사가 잦은 사람, 손발이 차고 혈압이 낮거나 빈혈인 사람, 아랫배가 차고 양기가 부족한 사람, 자주 어지럽고 생리불순이나 불임증이 있는 사람 등은 녹즙을 먹으면 더욱 증상을 악화시키고 내장 기능을 떨어뜨리며 기운도 더 빠지게 된다.

즉, 속이 냉한 소음인 체질자들에게는 녹즙이 일반적으로 해롭다. 소음인이 굳이 생즙을 마시고 싶으면 토마토즙이나 사과즙을 내어 먹으면 무난하다.

녹즙은 대체적으로 손발이 뜨겁고 변비가 있는 즉, 양(陽)적 체질자에게 적합하다.

●소음인에게는
녹즙이 해롭다.

아침 단식은 몸에 해로울까?

아침 식사는 과연 꼭 먹어야 되는가, 아니면 걸러야 몸에 좋은가. 식사 횟수 문제는 현대인에게 가장 궁금한 질문 가운데 하나일 것이다.

의료인들은 대개 건강하려면 아침 식사를 꼭 하라고 권한다. 반면에 자연 요법가들은 건강을 위해 아침 단식을 하라고 단언한다.

이같이 서로 상충되는 의학상식 때문에 일반인들은 매우 혼란스러울 때가 많다. 하지만 이럴 때면 항상 '누구에게나 다 맞는 건강법은 없다' 란 만고불변의 금언을 생각해야 한다.

평소 위장이 약해 소화불량증이 있고 배가 늘 더부룩하거나 혀에 백태가 끼면서 구취가 심한 경우, 아침에 식사하자마자 화장실로 달음질치는 사람, 가늘고 무른 변이나 설사가 잦은 사람, 아침에 피곤하여 기상하기가 힘든 사람 등은 음(陰)적인 체질자이므로 아침 단식이 좋다.

음적 체질자의 아침 단식은 몸 안의 독소배설과 신진대사 기능을 강화시키고 오전에 맑은 머리와 가뿐한 몸을 유지할 수 있을 뿐만 아니라 성인병 환자의 자연 치유력을 강화시키는 효과도 겸해 얻을 수 있다.

그러나 소화력이 왕성하고 아침잠이 없는 양(陽)적 체질자는 평소 신진대사가 왕성하고 흡수력이 좋아서 오전 중에도 고칼로리 영양식품이 요구되므로 아침을 거르지 않는 것이 좋다.
양적 체질자들의 아침 단식은 신체리듬을 깨뜨리며 상당한 체력 손실을 가져오므로 간단한 대용식이라도 꼭 드는 것이 좋다.

아침 단식. 그것은 체질에 따라 선택할 문제다.

건강하게 마시는 연말 음주 비결

　요즘 같은 연말엔 송년회를 비롯한 각종 모임에서 각종 술을 마셔대기 마련이다. 당연히 일 년 중 간이 가장 망가지기 쉬운 때이다.

　하지만 어쩔 수 없이 술을 마시게 된다면 최소한 2~3일 간격은 두고 마셔야 간이 쉴 수 있다. 또 간혹 마시는 폭음보다도 매일 마시는 술이 더 해롭다. 다만 어느 경우라도 위장은 기본으로 나빠진다. 물론 반주 삼아 약주 한두 잔 정도는 오히려 몸에 이로운 경우가 더 많지만 실은 이렇게 술을 절제하기가 대개 안 마시는 것보다도 더 어렵다.

　체질에 맞는 술 종류의 선택은 간과 위장에 미치는 악영

향을 상당 부분 감소시킬 수 있다. 평소 대변이 무르고 설사가 흔한, 속이 냉한 사람은 따끈하게 데운 정종이나 소주가 부담이 적고 맥주는 소량만 마셔도 곧바로 복통과 설사를 일으킬 수 있다. 반면 손발이 뜨겁고 열이 많은 사람은 소주나 양주보다 맥주를 주로 마시는 것이 술에서 빨리 깰 수 있는 비결이다.

또 늘 마시던 술도 나이가 들고 간 기능이 약해지면 숙취가 오래 간다. 이땐 당연히 주량을 줄여야 한다.

술을 마시면서 알코올 해독에 도움을 주는 비타민 B와 C가 풍부한 단감, 곶감, 귤, 치즈, 우유 및 육류 섭취를 충분히 하면 간 기능을 보호하고 빠른 숙취 제거를 할 수 있다.

음주 후 칡 생즙(칡 차도 좋음)이나 꿀 탄 무 즙을 한 잔 마시면 알코올 해독에 좋은 효과가 있다.

추석 증후군, 아내는 운다

추석이 오면 몸과 마음이 아파 몸살을 앓는 주부들이 적지 않다.

편두통, 뒷목 뻣뻣함, 팔다리의 통증과 저림증, 복통, 설사, 가슴 답답증, 가슴 뜀 등의 증상과 더불어 평소 아프던 곳이 더 아파 온다. 간혹 숨이 곧 끊어질 것만 같은 호흡 곤란증 및 심박동 증가로 응급실에 실려 가기도 한다.

왜 추석엔 주부들만 더 아플까.
그것은 추석(구정도 마찬가지이지만)이 남자와 아이들만의 명절이기 때문이다.
아이들은 먹을 것과 용돈이 풍부한 명절이 마냥 즐겁다.

또한 또래의 친척들이 모두 모이니 마음도 한껏 설레인다. 남자 어른들도 추석이 반갑기는 아이들 못지 않다. 직장 스트레스에서 벗어나 며칠을 밤낮으로 보고 싶은 동기간 및 벗들과 더불어 즐긴다.

하지만 주부는 이같은 명절에 뭔가.

벌써 일이 주 이전부터 제수 음식 장만에 머리가 무겁다. 들어 갈 경비 계산하랴, 장보기 하랴, 음식 장만에 몸이 몇 이라도 부족하다. 그것 뿐 아니다.

추석엔 수많은 시댁 친척 속에서 숨을 죽이고 적응을 해야 한다. 그럼에도 불구하고 갖가지 스트레스가 엄습하기 마련이다. 그때는 이미 몸은 파김치 같고 인내력은 가끔 한계에 이른다. 그런데도 음식 접대는 한시도 끊이질 않고 제사는 남자끼리만 한다.

아내는 추석이 고달프다.

남편의 따뜻한 사랑과 대화야말로 '추석 증후군'의 최상의 치료 '약' 이다.

총명탕을 먹으면 머리가 좋아지나?

‘머리 좀 좋게 해 주는 약 없나요?’
요즘 들어 부쩍 이렇게 묻는 분이 많아졌다.

물론 머리를 직접 좋게 만드는 약은 없다.
하지만 뇌 세포의 신진대사를 활성화시켜 기억력을 증진시키며 집중력을 뚜렷이 향상시키는 약은 많다.

〈동의보감〉에 보면 ‘총명탕’은 건망증이 심해 잘 잊는 증상에 쓰며 ‘귀비탕’은 가슴이 잘 뛰고 불안해하는 증상에 처방한다.
또 주자가 독서를 할 때 복용했다고 전하는 ‘주자 독서환’은 집중력을 높여주는 작용이 있고 밥만 먹으면 트림과 식곤증으로 졸리는 경우엔 '반하백출천마탕'을 쓴다. 또 불안 초조해하고 짜증과 화를 잘 내며 안절부절못하는 고3병엔 '청심 연자음' 가미방을 활용한다.

집에서 간단히 해 줄 수 있는 방법으로 연자육 15g을 달여 꿀을 약간 가미한 다음 아침 저녁 나눠 마시기를 장복하면 집중력이 향상되고 심장도 안정된다.

또 항상 속이 더부룩하고 배가 아프며 설사가 잦은 학생은 삽주 뿌리 15g을 달여 아침 저녁 식사 후 나눠 마시면 좋다.

수험생에겐 체력이 곧 실력이다.

강한 체력 맑은 머리를 유지하기 위해선 체질에 맞는 음식 선택이 중요하며 간식도 잘 가려 먹어야 한다. 특히 저녁 간식은 육류나 배부른 음식을 피하고 스프, 죽, 과일 즙, 요구르트 등 유동식으로 가볍게 드는 것이 중요하다. 밤참이 배부르면 아침을 거르게 되고 혀에 백태가 끼며 구취가 나고 오전 중 머리를 맑지 않게 만든다.

음식이 곧 보약이다

한의학 명구(名句) 가운데 '藥補不如食補'(약보불여식보)란 말이 있다. 평소 체질에 맞는 적당한 음식으로 잘 섭생하는 것이 아픈 다음 약으로 보하는 것보다 더 낫다는 말이다.

'식보'를 잘 하려면 우선 신선하고도 정선된 식품 선택이 중요하다. 농약이나 제초제를 비롯하여 방부제, 색소, 조미료, 향신료 등의 각종 식품 첨가제, 성장 호르몬이 투여된 육축 및 그 부산물 같은 것들은 옛 사람들에겐 전혀 고민할 필요가 없었던 문제이지만 도덕심의 쇠퇴로 인해 이젠 '식보'의 가장 위협적 존재로 부상되고 있다.

그 다음이 자기 체질에 따른 '음식 먹기'이다. 현대 의학이나 영양학의 맹점은 음식을 영양소나 칼로리 이상으로 보지 않는다는 것이다.

모든 식품은 각기 고유한 생명력과 특유의 氣(기운)와 味(맛)를 갖고 있다. 예를 들면 같은 단백질이라도 체내에서 개와 닭고기는 따뜻한 성질을, 오리와 돼지고기는 찬 성질을 발휘하므로 체질에 맞지 않으면 상당한 거부 반응이 뒤따른다.

즉 똑같은 음식이라도 사람에 따라 흡수되는 영양소와 연소되는 칼로리에 큰 차이가 있는 것이다. 그것이 한방의 체질의학이다.

다만 현재 질병 중이거나 그 회복기에 있는 사람, 또 현저히 허약한 사람이나 전형적인 체질 소유자가 아니면 소위 '체질 편식'은 하지 말아야 한다.

자연계의 건강한 동물들과 장수촌의 장수 노인들처럼 건강할 땐 갖가지 종류의 다양한 음식을 골고루 먹는 것이 '식보'의 비결 아닌 비결이다.

한의사들도 자기 체질에 따른 음식만 먹고 사는 사람은 무척 드물다.

최상의 건강 비결은 마음의 평화

'생각하는 갈대.' 일찍이 파스칼이 설파한 인간론이다.

BC 3세기 경 쓰여진 한의학 최고(最古) 문헌 〈황제내경〉에는 이미 마음의 평정이 깨지면 곧 병이 됨을 갈파해 놓고 있다.

즉, 喜(희) 怒(노) 憂(우) 思(사) 悲(비) 恐(공) 驚(경)의 일곱 가지 정서적 긴장이 과도하여 생리적 범주를 넘어서게 되면 바로 질병이 된다고 보고 그것을 '칠정상(七情傷)'이라 불렀다.

곧 과도한 기쁨은 심장에 부담을 주며 지나친 노여움은 간을, 지나친 걱정은 폐를, 너무 많은 생각은 위장을, 너무 깊은 슬픔은 기를 깎아 내리고 큰 두려움은 신장을 상하게 하며 심하게 놀라면 담의 기능을 상하게 한다고 하였는데 최근 각광을 받고 있는 심신 의학의 원조격 이론인 셈이다.

바야흐로 생존 투쟁의 전쟁터에 살고 있다고도 비유되는 현대인의 가장 큰 적은 바로 자기 자신의 마음이라 해도 과언이 아니다.

그래서 한의학에선 자기 마음을 다스리는 것을 가장 중요한 건강법으로 여긴다.

'약을 먹는 것은 자기 체질에 맞는 음식으로 평소 잘 조리함만 같지 못하다. 그러나 또한 아무리 잘 먹는다 해도 결국 성생활을 절제하여 精(정액과 성호르몬)을 아끼는 것만 같지 못하다. 하지만 정을 아낀다 해도 '정신적 안정을 취하여 마음의 평정을 유지함(神補)'에 미치지 못한다.' 유명한 한의학 명구(名句)도 그 한 예이다.

신보(神補)는 현대인에게 가장 필요한 보약이다.

●마음의 평정이
깨지면 곧 병이 된다.

마음 건강의 바이블, 십이소!

40대 남성 질병 사망률 세계 최고 국가. 그 오명의 뒤엔 세계 최고의 악성 스트레스가 자리잡고 있다.

따라서 마음 관리를 도외시한 건강계획은 우리 나라에선 공염불과도 같고 또한 부실한 건강으로 도모하는 모든 일은 사상 누각과도 같다.

한의학에선 氣(기)를 매우 중요시한다. 감정이나 정서적 변조가 생리적 범주를 넘어 과도히 또 오래 지속되면 몸 안에서 기 순환장애를 일으켜 질병이 발생된다.

〈동의보감〉양생론에는 건강을 위해 지켜야 할 마음 건강법「열두 계명」을 적어 놓았는데 그것이 유명한 십이소(十二

少)이다.

'너무 깊이 생각 말 것(少思), 적게 염려 할 것(少念), 욕심을 줄일 것(少慾), 알맞게 일할 것(少事), 적당히 웃을 것(少笑), 적게 근심할 것(少愁), 알맞게 즐길 것(少樂), 너무 기뻐하지 말 것(少喜), 적게 화낼 것(少怒), 너무 좋아하지 말 것(少好), 너무 미워하지 말 것(少惡), 적게 말할 것(少語)' 등이다.

그야말로 절제와 중용으로 마음을 무장하라는 뜻이다.

잔잔한 호수의 세미한 파문 같은 여유로 분노를 삭이고 눈가의 가벼운 미소 정도로 극도의 기쁨까지 조절할 수 있다면 건강 장수는 불문가지라 할 수 있다.

'마음이 가난한 자는 복이 있다. 천국이 그들의 것이다.' 란 성서의 말씀 중 '가난한 마음' 이 바로 십이소의 마음이며 또한 건강을 이루는 마음이 아닐까.

●건강은
자기 마음 속에 있다.

우황청심환은 만병통치약인가?

　가장 남용되고 또 오용되는 한약 처방이 있다면 무엇일까. 그것은 바로 우리가 잘 아는 우황청심환이다. 그런데 그 기사회생의 한방명약, 우황청심환이 최근 만병통치약으로 둔갑한 느낌이다.

　환자를 보다 보면 먼저 치료 받으러 오기 전에 우황청심환을 복용하고 오는 경우가 많다. 배가 아파서, 머리가 아파서, 몸살이 나서, 열이 나서 복용한다.

　입시철엔 수험생의 안정제로 또한 잠을 쫓는 각성제로, 피로를 푸는 피로 회복제로, 그리고 심지어는 정력이 떨어진 남편의 보약으로까지 응용되고 있으니 기가 막힐 지경이다.

　유명한 허준의 〈동의보감〉에는 우황청심환의 적응증을

'중풍 병에 걸려 의식이 없고 가래가 차 목을 막거나 정신이 맑지 못하고 말이 어둔해지며 얼굴이 비뚤어지고 손과 발이 마비되어 움직일 수 없는 증상'이라 하여 단순히 중풍의 응급약으로 분류해 놓고 있다. 즉, 죽은 사람을 살린다는 신비한 약효는 뇌혈관질환에 속하는 중풍에 한정된 치료 효과인 것이다.

그런데 요즘은 가정 상비약이 아닌 상용약(常用藥)으로 구비해 놓고 온갖 증상에 복용하고 있다.

우황청심환은 식물성, 동물성, 광물성을 망라한 총 31종의 고가 희귀 한약재(현재는 주사 서각이 빠져 29종)가 들어 있는데 한의사들은 중풍, 고혈압 및 심장병의 예방과 치료에 주로 응용하며 특히 허약 체질자나 간, 위장 질환자에겐 다른 처방을 사용하고 쓰더라도 단기간 투여할 뿐이다.

우황청심환은 약의 성질이 강한 것들로 구성돼 있어서 오용, 남용시에 큰 해를 줄 수 있으므로 복용시 반드시 정확한 진찰을 받는 것이 필요하다.

●기사회생의 한방 명약 우황청심환이
최근 만병통치약으로 둔갑한 느낌이다.

웅담은 과연 뛰어난 정력제일까?

웅담은 과연 정력을 좋게 해 주는가?

태국에서 곰을 잡아먹는 보신 관광으로 세계적 지탄을 받은 지 얼마 되지 않아 최근엔 한 미국 환경 단체의 조사에 의해 한국이 웅담의 최대 소비국이란 오명도 뒤집어썼다.

보신이라면 물불 안 가리는 습성 때문에 국제적인 환경 및 동물 보호 단체의 비난과 공격대상으로 한국이 줄곧 떠오르고 있다.

웅담을 찾는 대다수의 사람들은 단순히 스태미나를 강화시키려는 의도에서 소태처럼 쓴 곰쓸개를 매우 비싼 값에 사 먹는다. 하지만 그 효과는 도대체 어느 정도일까.

최근 연구에 의하면 웅담의 약효가 그리 만만치만은 않다. 담즙 분비작용이 있고 담석을 용해시키는 효과가 있으며 또 소화를 촉진시키면서 혈압을 내리고 해독, 진정, 진경, 해열, 소염, 진해 및 균을 억제하는 작용 등이 고루 입증되어 있다. 다만 보신 강장 효과와는 아무런 관련이 없는 치료 작용들 뿐이다.

'황달과 열병과 오래된 이질과 복통과 소아의 감질을 다스리며 벌레를 죽이고 나쁜 종기를 고친다'. 우리가 잘 아는 〈동의보감〉에 나오는 웅담 약효이다.

옛 사람들도 웅담을 정력제로 쓴 기록은 전혀 없다. 혹 정력강화에 도움이 된 사람이 있다면 웅담의 희귀성과 비싼 가격이 가져다 준 일시적인 암시 효과일 따름이다.

웅담도 분명 간 질환엔 효과가 있고 간의 피로와 부담을 덜어주기도 하지만 정력제로 복용하면 분명 약물 오용이다. 졸부들의 약물 오용과 남용이 안타까울 뿐이다.

장수마을의 비밀은?

얼마 전 전남도가 조사한 〈1백세 이상 장수 노인 생활력 분석〉에 따르면 모두 1백 11명의 백세 이상 장수 노인이 전남 도내에 살고 있고 여자는 1백 7명인데 비해 남자는 단 4명(3.6%)에 불과했다.

조사에 의하면 산과 바다가 접한 농어촌 지역이 장수마을로 꼽혔으며 대부분 채식이나 소식을 하고 있는 것으로 나타났다. 또한 경제상태는 대다수(약 80%)가 가난하거나 중간 정도(마을에서)의 재산 보유자였다.

여성은 남성보다 장수한다. 여성은 생리, 출산, 폐경이란 극한 경험을 하면서도 전 세계적으로 평균 수명이 남성보다

5~8세 가량 높다. 또한 1백세가 넘어가면 여성 장수자가 대다수란 점도 매우 흥미롭다.

또 산과 바다가 접한 농어촌 지역은 물과 공기가 좋다. 동시에 이 지역은 노동(운동)을 해야 먹고 살 수 있기 때문에 몸을 부지런히 사용한다. 그러니 신체적 노화가 자연히 지연되면서 장수하게 된다.

장수 노인들의 대부분이 잘 먹고 육체 노동을 거의 하지 않는 부자가 아니란 점도 이와 일맥상통한다. 농어촌에 산다고 하여도 가족적인 유전적 소인을 무시할 수 없다. 대개는 그 부모가 장수해야 자손도 장수한다.

하지만 빼놓을 수 없는 점은 도시 생활보다 농어촌의 스트레스가 훨씬 적다는 점이다. 이 점은 소식과 채식보다도 더 중요하다.

정신적 평안과 적당한 육체적 노동은 장수의 가장 기본적 요소인 것이다.

건강보조식품의 허와 실

건강보조식품 수입이 해마다 크게 느는 추세이다.

건강보조식품의 섭취증가는 건강에 관한 관심이 그만큼 높아지고 있다는 바람직한 증거이기도 하다. 그러나 그릇된 건강관에 뿌리를 두고 있다면 심히 우려스러운 일이다.

건강보조식품은 말 그대로 건강을 위해 보조로 섭취할 수 있는 식품이다. 그런데도 흔히들 약보다도 더 우수한 효능, 심지어 기존의 약이 갖지 못하는 만병통치적인 효과까지 있는 것으로 과장 선전되는 경향이 있고 또 그렇게 기대하고 먹는다. 반면 어떤이들은 건강보조식품을 마치 평소 대하는 식탁의 음식처럼 간단히 생각하고서 그저 부담 없이 장기간 습관적으로 복용한다.

모두 크게 잘못된 건강상식이다. 건강보조식품은 약으로서의 효능은 부족하고 동시에 음식으로 먹기엔 부담스러운 식품을 지칭한다고 보면 된다. 누구나 동일한 효과를 볼 수도 없고 오히려 체질에 맞지 않으면 부작용이 나타날 수도 있다.

자연을 벗삼는 건강한 야생 동물들은 자연이 차려낸 식탁에서 각종 생명력 넘치는 수많은 먹이들을 고루 섭취한다.

현대인은 한두 가지 비싼 건강식품에 의지하여 노화 예방이나 건강장수를 기대하기 이전에 비록 영양가는 높더라도 생명력 없는 몇몇 음식만을 편식하는 습관에서부터 먼저 벗어나야 할 것이다.

●건강 보조식품은 건강을 위해
보조로 섭취할 수 있는 식품이다.

숙변의 진실

'숙변을 고쳐야 건강 장수한다.' 는 말이 최근 상식처럼 되고 있다. 하지만 '숙변'은 의학 사전 어디에도 나오지 않는 단어이다.

'숙변'은 일본식 건강 용어이다. 장관 벽에 늘어붙은 음식물 찌꺼기와 세균류 등이 숙변을 형성해서 몸 속에 남아 자가 중독증을 일으켜 혈액을 오염시키고 암, 변비, 소화장애, 두통 등을 비롯한 각종 성인병을 일으키는 원인으로 작용한다고 일부 건강론자들은 주장한다.

하지만 이는 지나친 기우이다. 마치 건강이 안 좋아질 때 혀 위에 생기는 희거나 노란 태가 병의 원인이 된다고 주장하는 것과도 같다. 이런 종류의 기능 저하는 건강이 회복되면 절로 없어진다.

단식할 때 나오는 대변은 대부분 장의 상피 세포(매일 2백 50g 내외의 작은 창자 상피 세포들이 떨어져 나옴)와 분비액 및 큰 창자에서 계속 번식한 박테리아 덩어리이다.

단, 변비 자체는 여러 가지 신체 부담을 줄 수 있으므로 초기에 고치는 것이 좋다.

변비로 고생하는 분은 많지만 변비를 낮는 방법은 생각보다 간단하다. 충분한 수면, 매주 3~4회 이상의 적당한 운동, 매일 아침 자고 일어나 바로 마시는 물 한 컵을 비롯해 하루 6컵 이상의 생수 섭취, 그리고 일상 생활에서 스트레스를 줄이면 변비는 대부분 더 이상 오래 가지 않는다.

특히 현미밥, 섬유질이 풍부한 각종 나물, 고구마, 옥수수, 상추, 잣, 호두, 당근 주스, 녹즙, 결명자 차 등의 식품을 함께 곁들이면 더욱 좋다.

●고구마, 옥수수, 상추, 잣, 호두,
당근 주스, 녹즙, 결명자차는 변비에 좋다.

한방과 음식 가리기

'음식 가리기 싫어 한약 못 먹겠어요. 이것저것 가리다 보면 먹을 게 있어야지요.'

한의원에서 진료를 받다 보면 환자에 따라 삼가야 할 음식이 많다. 왜 그렇게 한방에선 가려야 할 음식이 많을까. 그냥 다 먹을 순 없을까?

한의원에서 음식을 가리라는 이유는 다음과 같다.

첫째, 체질에 맞지 않는 음식은 피한다. 흔히 쓰는 한약은 식물성과 동물성 약재이며 동물성은 말 그대로 육류이고 식물성은 산나물이나 그 열매이다. 즉, 치료 효과가 현저한 먹거리가 바로 한약이다. 동시에 우리가 식탁에서 일상 대하는 음식들도 약으로서의 성질과 치료적 효과가 뚜렷하지는 않지만 한약으로 쓰이는 약재와 마찬가지로 인체에 들어오면 나름대로 차고 서늘하고 뜨겁고 따스한(寒, 凉, 熱, 溫) 성질을 발휘하기는 마찬가지이다.

그래서 예를 들면 열이 많은 사람에겐 서늘한 약을 쓰면서 뜨거운 성질의 음식을 피하게 한다.

둘째, 기름진 음식을 피한다. 닭고기나 돼지고기 같은 기름기 있는 음식을 섭취하면 약과 음식물의 위 내 정체 시간이 길어져 약물의 흡수가 늦어지고 또 효과가 떨어질 수 있다.

셋째, 밀가루 음식을 비롯한 소화하기 힘든 음식은 피한다. 약 복용 중 복통이나 설사 등을 일으킬 수 있기 때문이다.

이런 이유에서 한약 복용 중 음식을 삼가도록 권유하고 또 그래야 치료 효과가 높아지지만 조금씩 먹는다면 큰 문제는 없다.

담배는 마약이다

작년 미국 대통령은 담배를 마약이라고 규정하고 금연을 촉구한 바 있다. 담배를 마약의 범주에 넣은 이유는 그 해악이 상상을 뛰어넘기 때문이다. 그런데 요즘 정치·경제가 엉망인 때문이지 담배 매출액이 작년보다 70% 이상 급증하고 있다고 한다.

최근 WHO는 흡연으로 인해 전 세계에서 10초에 1명씩 매년 3백만 명이 사망하고 있으며 이로 인해 2030년까지 약 5억 명이 사망할 것으로 예상했다. 담배 한 개비가 수명을 약 5분 이상 단축한다는 연구도 있다.

흡연은 모든 종류의 암 발생률을 현저히 높여준다. 폐암은 7배, 인후암은 5배나 높아지며 모든 암 사망자의 30% 이상이 흡연과 관계가 있다. 또 하루 2갑 피우는 사람이 음주를 곁들이면 구강 인두암 같은 경우 15배 이상 발암율이 높아진다.

흡연은 옆에 있는 가족들에게도 75%의 흡연 효과를 안겨준다. 남편 주도의 동반 자살인 셈이다. 하루 흡연량이 10~20개비인 경우 자녀의 암 발생 비율은 무려 31%나 높아진다.

또 흡연에 노출된 아내는 심장마비와 관상동맥질환(협심증 등)의 발생 비율이 각각 88% 및 91% 상승한다고 한다. 또한 흡연 여성은 2~3배나 높은 기형아를 출산하게 된다.

최근엔 담배가 남성 성기능 감퇴의 주요 원인으로 지목받고 있다. 만약 담배를 하루 한 갑씩 20년 동안 피운다면 음경의 동맥경화 정도는 72% 정도나 나빠진다. 그러면 남성의 발기력은 형편없어진다.

백해 무익한 담배는 가장 위험한 가정 파괴범이기도 한 것이다.

여름 과일 먹기

조물주는 각 계절에 맞는 자연 음식을 그 계절에 베풀어 준다.

여름철엔 찌는 열기와 흐르는 땀방울을 시원하고도 수분 및 비타민과 전해질이 풍부한 수박을 비롯한 각종 싱싱한 과일로 극복할 수 있게 해 주고 있다.

수박, 참외, 자두, 메론, 포도 등의 여름에 나는 과일은 가마솥 더위로 체력 손실이 많고 지나친 땀으로 수분이 부족한 사람들에게 그야말로 약이 되는 감로수인 셈이다.

그러나 여름 과일은 대부분 더위를 참기 힘들어하는 속이 뜨거운 사람들에게 더 적합하다. 다시 말하면 여름 과일은 대개 몸 안에 들어가면 열기를 식히는 서늘한 작용을 한다. 성질이 한냉(寒冷)하다는 말이다.

따라서 손발이 뜨겁고 변비가 있으며 배가 따뜻하여 여름나기가 고달픈 소양인들은 여름 과일을 많이 섭취할 필요가 있다.

반면에 평소 소화가 잘 안되고 속이 냉하며 배가 차서 여름에도 이불을 덮지 않으면 배탈이 쉽게 나는 사람(소음인)들은 냉한 여름 과일 섭취에 신중해야 한다.

그렇지 않으면 속이 더부룩해지고 아랫배가 살살 아프거나 부글거리면서 설사를 하게 된다.

여름 과일 중 가장 성질이 차고 부담을 주는 것이 참외이다. 수박, 자두, 포도는 그 다음이다. 포도는 즙을 내어 먹으면 소화하기가 훨씬 쉬워지며 위장이 약한 사람도 고를 내면 배탈이 나지 않고 먹을 수 있다.

하지만 소화불량증이 있고 배가 냉한 소음인이라 해서 모든 여름 과일이 금지 대상인 것은 아니다. 잘 익은 토마토, 복숭아, 바나나 등은 적당히 들어도 된다.

여름철 양생법

화끈한 삼복 더위가 지속되면 매스컴에 단골로 등장하는 꽤 유명한(?) 단어가 있다.

'이열치열(以熱治熱)'이란 말이 그것이다. 말 그대로 풀면 '열로써 열을 치료한다'는 뜻이지만 원래 '이열치열'이란 단어는 질병의 본질은 냉증(冷證)인데도 얼굴은 거꾸로 벌겋게 열(熱)이 있는 것처럼 보이는 '가짜 열증(熱證)'을 치료하는 한의학의 고차원적 치료법에서 유래됐다. 그런데 전문가들조차도 '더운 여름에 뜨거운 음식을 먹고 화끈하게 대처하는 것'이 마치 한의학의 진수인 양 잘못 인용하곤 한다. 그래서 사전적 의미가 바뀔 정도이다.

자연에 순응하는 건강법.

이것이야말로 진정한 한의학적 건강법이다. 그것을 일컬어 한의학에선 '양생법'이라 부른다.

여름은 사계절 중 양이 제일 성하고 열이 치솟는 계절이다. 소(小) 우주인 인체도 여름엔 뜨겁게 달아오른다. 체내 신진대사가 한껏 항진되어 노폐물이 폭증하고 땀도 엄청나게 흘러내리며 그에 따른 육체적 스트레스와 체력 소모도 대단하다.

따라서 여름의 양생법은 여름의 조화에 순응하고 적응하는 것이다. 우리 선현들의 여름나기는 그 본이 될 수 있다. 그들은 바람이 솔솔 무사 통과하는 삼베나 모시적삼을 입고 나무 그늘 우거진 정자에 앉아 시원한 바람을 맞거나 한가로이 부채질을 하면서 냉수나 수박 몇 쪽을 즐기곤 했다.

이런 것이 바로 여름철 양생법인 '이냉치열(以冷治熱)'의 순리요, 자연과의 조화인 것이다.

● 여름 양생법은 여름의 조화에
순응하고 적응하는 것이다.

향기요법

누구나 숲 속에 들어가면 마음이 가라앉고 차분해지는 것을 느낄 수 있으며 아름다운 꽃의 향기를 맡으면 기분이 상쾌해진다. 또 맛있는 냄새는 배를 더 고프게 만든다. 그리고 동물 세계에서는 이성의 관심을 끄는데 체취가 가장 큰 역할을 한다.

「동의보감」에 소개되어 있는 '神枕(신침)'은 잣나무로 만든 베게 속에 32가지의 꽃 열매 뿌리를 넣는 것이다. 이 신침을 베고 그 향기를 맡으며 자면 무병 장수한다고 했다.

최근 이같은 향기의 역할이 동·서 의학에서 재평가되기 시작했고 '향기 요법(아로마테라피)' 이란 이름으로 질병 치료에 직접 응용되기 시작했다.

꽃잎이나 약초 등에서 추출한 '에센셜 오일'을 목욕물에 타거나 환부에 바르기도 하고 또는 직접 흡입기를 통해 그 향을 코나 피부를 통해 흡수하는 것이다.

집에서는 꽃 화분을 곁에 두거나 말린 꽃들을 벽에 걸어 두면 된다.

장미(생리불순), 박하(소화불량, 근육통, 관절통), 노간주나무(생리통, 방광염), 로즈메리(면역결핍 증상), 제라늄(위궤양, 설사), 말린 송이 꽃(유행성감기, 급성호흡기병), 쑥(불면증, 두통), 호두나무 잎(강장 효과), 국화 꽃(불면증, 두통, 협심증, 고혈압), 자작나무 잎(두통) ,라벤더 꽃, 등꽃(스트레스 감소), 박하, 자스민(활기가 있게 만듦), 레몬 향(기분 전환) 등이 각각 효과가 있다.

그러나 냄새나 향기에 민감한 알레르기 증상이 있는 사람들은 삼가는 것이 바람직하다.

●기분 좋은 꽃 향기는
병을 치료한다.

태양인 건강법

한의학에서 말하는 체질은 단순히 오장육부의 어떤 특성만을 말하지 않는다. 한방의 체질은 외모, 체격, 성격, 행동, 식성, 오장 기능의 강약 등을 전체적으로 종합하여 결정될 수 있는 전인적인 개성을 말한다.

즉, 천부적으로 부여받은 남과 구별되는 정신적 특성과 육체적 특질을 통틀어 한 개인의 체질이라 부르는 것이다.

태양인은 극히 희소하여 만 명당 몇 명 정도에 불과하다.

태양인은 간 기능이 발달하여 실하고 간 기능이 허약한 체질로서 외형상 목덜미가 충실하고 머리가 크고 얼굴이 둥근 편이며 이마가 넓고 광대뼈가 튀어나왔으며 눈은 작은편이며 광채가 있다.

대체로 마른편에 상체가 실한 반면 척추와 허리 및 하체가 약하여 비스듬히 앉거나 눕기를 좋아하며 다리 힘이 없다.

여자의 경우 자궁의 발육부진으로 다산하지 못하거나 아예 임신을 못하는 경우가 많다.

또한 태양인은 용의 성품에 비유되는데 판단력과 진취성이 강하며 머리가 뛰어나 창의력이 있다.

반면에 소유욕과 독점욕이 강하며 지나친 영웅심과 자존심과 우월감으로 독선적이라는 비난을 받기 쉽고 출세 지향적 권력 지향적인 기질이 있으며 저돌적이고 남을 공격하기 좋아하며 심한 분노를 터뜨리길 잘한다.

태양인 남성은 자기 관심사에만 강한 집착을 보이며 가정일엔 무관심한 경우가 많다. 나폴레옹, 히틀러, 사상의학의 창안자인 이제마 같은 인물이 태양인에 속하는 대표적 인물이다.

태양인은 소양인과 같이 더운 음식보다 서늘한 음식을 좋아하며 담백한 음식을 좋아한다.

메밀은 태양인에겐 보약 같은 음식이며 어패류는 새우,

조개, 굴, 잉어 등이 좋고 과실류는 포도, 앵두, 감, 다래, 모과 등이 적합한 식품이다

태양인이 조기를 먹으면 전신 위화감이 올 수 있고 무를 먹으면 소화불량증이 생길 수 있다.

태음인 건강법

근육과 골격의 발육이 굵고 좋으며 체력도 강하고 보통 키도 크며 손발도 굵고 크고 몸도 비대한 사람이 많다. 폐 부위인 가슴과 목덜미 부위가 약하여 다른 체질에 비해 심장이 약해 가슴이 뛰고 울렁거림이 있기도 한다. 또 한의학적으로 폐와 가까운 관련이 있는 대장과 피부의 기능이 약하다.

그래서 피부에 항상 땀 기운이 돌고 땀구멍이 성글어 땀을 많이 흘리는 체질로서 찬밥을 먹으면서도 땀을 후줄근하게 흘리는 사람이며 좀 힘든 일을 하려면 비 오듯 땀을 흘리지만 별 이상은 없다.

태음인은 수분이 많은 체질이므로 땀을 많이 흘리거나 소변을 많이 누거나 대변을 묽게 봐야 신진대사가 잘되어 건강한 상태라고 간주된다.

겨울철 손발이 잘 트는 것도 태음인이다. 얼굴은 윤곽이 또렷한 편이며 살이 많고 눈과 코, 입이 크고 둥글며 입술은 대개 두툼하다.

태음인 성품은 소에 비유되는데 지구력이 있고 외곬으로 목적을 향해 돌진하는 타입으로 어떤 일에 끝까지 물고 늘어지기 때문에 크게 성공하는 일도 많다.

그러나 뻔히 잘못된 줄 알면서도 미련하고 무모하게 밀고 나가는 우둔함은 꼭 소와 닮았다.

겉으로 점잖고 포용력이 있는 것 같으나 편협하고 고집스러울 땐 바늘구멍보다 좁으며 대체로 매사에 열심과 부지런함을 피우지만 게으를 땐 당할 자가 없다.

태음인은 비교적 식성이 좋고 많이 먹는 체질이나 성격상 자주 폭음 폭식하는 편이므로 위장장애가 많다.

태음인은 폐 기능을 보강해 줄 수 있는 담백하고 고단백 식품이 좋은데 육류로는 쇠고기, 오징어, 조기, 민어, 명태가 좋고 과실로는 배, 밤, 호두, 은행, 복숭아 그리고 야채로는 무, 도라지, 연근, 파, 고구마, 고사리 또 곡식으로는 밀,

콩, 율무, 찹쌀, 수수, 땅콩 등이 좋고 밀가루 음식이 소화가 잘 안될 땐 흑설탕 끓인 물이 잘 듣는 체질이다.

단 태음인은 성질이 뜨겁거나 자극성 있는 식품은 좋지 않으며 몸이 비대하므로 중풍, 고혈압, 심장병에 영향을 주는 음식은 삼가야 되는데 따라서 돼지고기, 염소고기, 닭고기, 개고기, 마늘, 생강, 후추, 오이, 참외, 인삼, 꿀과 같이 너무 성질이 열하거나 냉한 것 그리고 자극성이 강한 음식은 피하는 것이 좋다. 또 배추나 사과도 좋지 않은 식품에 속한다.

소양인 건강법

    소양인은 소화기 계통의 기능이 왕성하고 신장의 기능이 허약한 체질이다. 그래서 흉곽이 발달되고 엉덩이는 약하다. 또 콩팥에 속한 방광기능도 떨어지는 편이다. 외형상 태양인과 같이 상체가 건실하고 하체가 약하다.

    골격은 가는 편이며 특히 다리가 소위 새 다리로서 가늘다. 따라서 자세는 곧으나 안정감이 없고 항상 먼 곳을 보면서 주위를 잘 살피지 않고 걸으며 머리는 앞뒤가 나오거나 둥글며 눈은 쏘아보는 듯한 느낌이 들고 턱은 뾰쪽한 편인데 작다란 입에 얇은 입술을 지니고 있다.

    피부는 희어도 윤택기가 부족하며 땀은 별로 없다.

    키는 그리 크지 않아서 용모가 단정한 소양인은 소음인처럼 보이기도 한다.

소양인의 성품은 말에 비유된다. 솔직 담백 다정다감하고 희생 및 봉사 정신이 강하여 남들의 호감이 가는 성격인데 다분히 외향적이다.

매사에 민첩하며 판단력이 빠른 동시에 임기응변에 능하여 궁지에서 뛰어난 기지를 발휘하곤 한다. 그러나 계획성이 적고 경박 경솔하며 실수가 잦고 일 처리가 용두사미격이고 또한 싫증도 쉽게 내는 편이다. 즉흥성이 있어 충동구매가 잦고 홧김에 사표도 잘 던지는 타입이며 다방에서 카운터에 총알같이 맨 먼저 튀어나가 돈을 내는 사람이기도 하다.

소양인은 항상 마음이 성급하며 속에 열이 많아서 찬 음식이나 물을 좋아하는데 남자는 양기 부족증이 많아 소위 보약 체질이며 여자는 콩팥과 자궁이 허하여 자녀가 귀하다.

좋은 음식으로는 육류는 서늘한 성질의 돼지고기, 오리고기와 달걀이 좋고 해물로는 굴, 해삼, 전복, 새우, 자라, 우렁, 복어, 가물치, 게 등이 좋으며 과실로는 수박, 참외, 포도, 배 등이 적합하다.

곡식류로는 보리, 팥, 메밀, 녹두가 좋고 채소류는 오이, 호박, 우엉, 감자, 미나리, 가지 등이 좋은데 모두가 서늘한 성질의 식품들이다.

소양인이 인삼, 꿀, 닭고기나 개고기 등의 따뜻한 성질의 음식을 먹으면 몸 안의 열을 부채질하여 얼굴이 빨개지며 머리가 아파 오고 가슴이 답답해지거나 온몸에 열이 나면서 피부에 발진이 돋기도 하므로 온 열성 식품을 피하는 것이 소양인 양생법의 기본이 된다.

소음인 건강법

소음인은 소화기가 허약하고 신장과 방광기능이 발달하여 상체보다는 하체가 건실한 체질이다. 따라서 가슴 부위가 작고 엉덩이가 커서 소양인과는 정반대의 모습을 하고 있다.

외형상 몸이 약간 앞으로 굽어진 모양이고 키는 대체로 작은 편이며 살집이 적고 피부가 연약하여 부드럽고 맥도 약하여 그리 가늘지 않은데도 힘이 적은 편이다.

몸의 균형이 잘 잡힌 체형이며 땀이 적고 겨울에도 손발이 잘 트지 않으며 피부가 부드럽다. 조용하면서도 침착하고 말소리도 작게 속삭이듯 말하며 눈웃음을 잘 치는데 애교가 지나쳐 비굴하고 간사해 보일 때도 있으며 특별히 미각이 잘 발달된 체질이다.

눈 코 입은 크지 않으며 입술은 얇고 눈은 조금 졸리는 듯한 모습이지만 용모가 오밀조밀하여 미남 미녀가 많은 형이다.

소음인 성품은 당나귀에 비유된다. 머리가 총명한 편이며 빈틈이 없고 모든 일에 확실한 선을 긋고 사리가 분명하여 인내심이 강하고 도덕과 질서를 중요시하며 예의가 바르고 매사에 완벽성을 추구하며 너무 깔끔하여 결벽증이 있다.

그러나 소심하고 내성적이어서 늘 우유부단하며 결단력이 부족하고 변화를 싫어한다. 정서가 불안정하며 근심이 많고 질투가 강하며 한번 마음이 상하면 두고 두고 잘 잊지 못하며 타산적이고 인색하며 자존심이 강하고 남을 잘 믿지 않는 편이다.

소음인 남성은 사상인 중 가장 애처가이기도 하지만 꽁생원에 지능적으로 바람을 피우기도 한다. 소음인 여자는 가장 여자다우며 반찬도 잘 만드는 현모양처인 알뜰 주부 타입이지만 너무 따져드는 바가지 전문 마누라도 많다.

소음인에게 좋은 식품은 육류로는 개, 닭, 염소, 양, 토끼, 미꾸라지, 참새, 뱀장어 등이며 과일은 감, 곶감, 복숭아, 대추, 바나나 등이고 야채로는 파, 양파, 마늘, 부추, 아욱, 생강, 냉이, 쑥갓, 후추, 양배추 등이며 곡물류는 멥쌀, 좁쌀 그 외에 인삼, 꿀, 엿 등이 좋은 식품이다.

소음인은 수박, 참외, 배, 딸기, 오이, 포도, 메밀, 녹두, 고구마, 우유, 돼지고기 등의 한냉성 식품을 피하는 것이 양생의 기본이다.

황혼기의 먹구름, 중풍 전조증

중풍은 원래 치료보다도 예방이 더 중요하다.

중풍은 한 번 발생되면 원상 회복이 힘들고 또 쉽게 재발을 반복하기 때문이다. 다만 비가 오려면 먼저 구름이 끼듯 중풍도 그 전조 증상이 나타난다.

'갑자기 한쪽 팔다리가 저려 오거나 자다가 쥐가 자주난다. 엄지나 식지 등의 손가락 한두 개가 멍멍하니 감각이 없어진다. 현기증, 두통, 어깨 결림, 뒷목의 뻣뻣함 등이 있거나 머리가 맑지 않고 기억력이 현저히 떨어진다. 균형 감각이 떨어져 길을 가다가도 잘 넘어지거나 비슬거린다. 자고 난 후 손발에 힘이 빠져 쥐기도 힘들다. 신경질적으로 짜증을 내고 참을성이 없어져 화를 잘 낸다.' 이런 증상이 반복

되면 곧바로 진찰을 받을 필요가 있다.

단순히 혈액검사상 콜레스테롤 수치가 높거나 지질이 많아도 가능성이 높아진다. 그러나 이런 증상이 있다고 해서 꼭 중풍이 오는 것은 아니며 이같은 전조 증상이 없이도 중풍이 올 수도 있다.

진맥을 통한 예견도 도움이 크다.

아직 혈압은 정상이더라도 현(弦) 또는 긴(緊) 맥이 아주 강하다든가 맥의 느낌이 딱딱하여 판자를 짚는 감촉을 준다던가 하면 고혈압, 동맥경화가 되고 중풍이 올 가능성이 많다. 평소 쉽게 긴장하고 남보다 스트레스를 훨씬 잘 받는 사람들에게서 이런 맥이 나온다.

중풍 전조증이 보이는 사람은 중풍 발생 가능성이 훨씬 높다. 따라서 담배, 술, 고량진미, 과로, 과도한 스트레스 등을 피하고 곧바로 진찰을 받는 것이 좋다.

●중풍은 원래
치료보다 예방이 더 중요하다.

중풍의 치료

우리 나라에서 단일 질병으로 가장 사망률이 높은 병은 중풍이다.

노인성 치매는 정확한 원인이 밝혀지지 못한 만큼 그 특효약도 없고 예방법도 별것이 없는 실정이다. 그러나 중풍은 노력만 잘하면 대부분 예방할 수 있다.

중풍은 뇌 속의 가늘다가는 혈관들이 막히고(뇌경색) 터져서(뇌출혈) 일어나는 질환이다. 하지만 혈관이 아무때나 쉽게 막히고 터지는 것이 아니다. 고혈압, 동맥경화 같은 혈압이 높거나 혈관이 굳고 좁아지는 증상만 피하면 중풍은 예방된다.

당뇨가 있으면 중풍의 가능성이 높아지고 술을 자주 마셔도 그렇다. 담배를 많이 피우면 중풍을 초대하는 거나 마찬가지이다.

피 속의 콜레스테롤 수치를 높이고 동맥경화를 가속화시키는 지방질 많은 음식을 피하고 섬유질 많은 야채나 과일을 즐겨 먹어야 한다. 또 기름기 많고 단 음식은 모두 피를 탁하게 만드므로 피하고 대신 김, 미역, 다시마 등의 피를 맑히는 해조류를 자주 먹는다.

또한 음식도 중요하지만 적당한 운동은 더욱 중요하다.
하지만 가장 중요한 일은 스트레스를 최소화하는 것이다. 속상하고 화나고 가슴 답답하고 우울한 감정이 심하게 오래 지속되면 중풍에 걸릴 가능성은 점점 커진다.

중풍은 치료보다 예방이 중요한 질환이고 또 예방은 젊어서부터 주의하면 가능한 것이다.

● 스트레스가 지속되면
중풍 발생 가능성은 점점 높아진다.

치매도 예방할 수 있다

늙어서 가장 두려운 질병은 무엇일까? 그것은 아마도 속칭 노망이라고 하는 '노인성 치매'일 것이다.

중풍은 대부분의 경우 치료가 가능하다. 그러나 치매로 일단 진단되는 정도가 되면 이미 치료가 불가능한 때가 많다. 그럼에도 불구하고 평균 수명이 연장됨에 따라 치매에 걸릴 가능성도 점차 높아지고 있다.

치매는 보통 기억장애에서부터 시작되는데 길을 잃고 헤매거나 건망증이 심해져 이름이나 전화번호를 잘 기억 못하고 물건을 찾지 못하며 같은 이야기를 수없이 반복하기도 하고 남을 잘 의심하며 애민 소릴 잘하게 된다.

일반인들도 뇌세포는 매일 최소한 1~2천개 이상씩 죽어

간다. 그런데 치매증이 있으면 그 속도가 훨씬 빨라져 뇌가 기질적으로 손상되어 정상기능을 하지 못해 치매현상이 나타나는 것이다.

치매는 크게 알츠하이머형 치매와 혈관성 치매로 나눠 볼 수 있다. 혈관성 치매는 고혈압, 당뇨병, 심장병, 고지혈증 등이 있어 점점 뇌혈관이 좁아지고 굳어져 가느다란 뇌혈관이 결국 막히게 되어 주변의 뇌세포가 손상되게 된다.

혈관성 치매는 예방이 가능한데 또 우리 나라에선 이 경우가 반 이상이 되므로 다행이라면 다행이다.

혈관성치매를 예방하려면 동물성 지방의 섭취를 줄이고 고지혈증과 콜레스테롤혈증, 고혈압, 비만에서 벗어나야 되며 흡연과 음주 및 강한 스트레스는 동맥경화와 뇌 세포 파괴를 촉진시키므로 철저히 피해야 한다.

알츠하이머 치매는 유전성 경향이 있으며 65세 이상 노인에서 다발하는 등 뇌의 퇴행성 변화와 관계가 있다.

치매가 우려되는 분들은 평소에 피를 맑히고 혈관을 깨끗이 해주는 활혈거어법(活血去瘀法)으로 치료 받으면 좋은 효과가 기대된다. 특별히 혈관성 치매의 경우, 중풍과 함께 예방이 가능하다고 할 수 있다.

●치매는 예방할 수 있다.

노화를 촉진하는 만성피로

동통이 건강의 적(赤)신호라면 만성피로는 황색신호라 할 수 있다.

대개 몸의 어느 곳이 아프면 그것은 신체 어디엔가 병변이 있다는 증거이며 나른한 피로감은 현재 쉬어서 재충전할 시점임을 알려 준다.

하루를 열심히 뛴 후에 잠자리에서 느끼는 푹신한 피로감은 숙면을 이루게 해 주는 상쾌한 피로이며 다음날 아침 유쾌한 기상을 할 수 있게 해 준다. 따라서 적당한 피로는 생리적인 것이며 휴식과 수면을 통해 깨끗이 처리될 수 있다.

문제는 몇 주 몇 달이 가도 가시지 않는 만성피로이다.

만성피로는 각종 종합 검사상 뚜렷한 원인을 알 수 없는

대표적인 기능성 질환이다. 두통, 식욕부진, 권태증, 성욕감
퇴, 신경쇠약,의욕상실, 우울증 등을 수반한다.

한의학적으로 만성피로는 신체 내 음양의 평형이 깨지고
오장의 서로 돕고 견제하는 기능인 상생상극(相生相克) 기
능이 원활히 유지되지 못해 발생된다.
따라서 한방에서는 오장의 상생상극 기능을 조정, 강화시
키고 원기를 보강하는 치료를 한다.

만성피로는 스트레스와도 밀접한 관계에 있다. 만성피로
에서 벗어나기 위해서는 자기 나름대로의 스트레스 해소법
을 강구해야 한다.
매일 규칙적으로 가벼운 운동을 하거나 한동안 충분한 수
면을 취하는 것도 좋은 방법이다.

만성피로는 심각한 병이라고는 할 수 없으나 삶의 질을
떨어뜨리고 다른 질병을 초래할 수 있는 반 건강 상태인 것
이다.

●만성피로는
반 건강 상태이다.

봄의 불청객, 춘곤증

이제 입춘이 지났으니 바야흐로 봄이다.

'봄은 언제 오려는가……'

이같은 기다림은 반드시 압제와 설움을 당하는 이들의 시적인 바람만은 아니다. 중풍, 관절질환, 신경통 등으로 시달리고 있는 대개의 노인들은 겨우내 오그라진 혈관과 더딘 혈액순환으로 고생을 해왔기에 혈액순환을 왕성하게 만들어주는 따뜻한 봄의 기운이 그립다. 손과 발이 차고 냉증으로 시달리는 모든 사람들도 마찬가지다.

한방에서 대자연의 순환원리 중 그 첫장에 나오는 봄은 생명의 계절이며 살아 있는 모든 생명체에게 활력을 불어넣어주는 기가 샘솟듯 솟구치는 계절이다. 그 온기로써 언

땅을 녹여 대지를 살아 숨쉬게 하며 언 강을 녹여 생기가 도는 강으로 만든다. 그래서 봄은 한의학적으로 발생지절이라 일컬어진다. 그러나 그같은 봄도 누구에게나 다 즐거운 것만은 아니다.

봄을 알리는 절기인 입춘이 오면 바야흐로 봄의 기운을 껴안고 몸살을 앓는 이들이 있다. 소위 '봄을 타는 사람들'이 그들이다. 봄이 시작되자마자 전신이 노곤해지고 만사가 귀찮아지며 의욕과 식욕이 떨어지고 잠만 오는 증상을 춘곤증이라 부른다. 체내 오장육부의 기능이 허약하며 왕성한 추진력을 가진 봄의 계절적 리듬에 편승하지 못하므로 일어난다.

봄을 대비하여 겨울철 동안 신선한 야채를 비롯해 충분한 영양섭취에 힘쓰고 또 적당하면서도 꾸준한 체력단련을 하면 춘곤증은 잘 극복될 수 있다. 춘곤증은 각종 종합검사에 나타나는 이상은 없으나 몸의 저항력이 몹시 떨어진 허약증상에 해당하므로 활기찬 봄 생활을 위해 마음부터 새롭게 가다듬는 것을 권하고 싶다.

●춘곤증은 오장의 기능이 허약하며
봄의 기운에 편승하지 못하므로 일어난다.

여름이 괴로운 주하병

흔히 여름 타는 것을 일컬어 '주하병'이라 부른다. 늦은 봄에서 초여름 사이에 잘 나타나는데 엄청 왕성해진 계절의 기운에 잘 적응하지 못한 때문이다.

한의학적으로 볼 때 여름은 심장의 기운이 주장한다. 심장의 기가 허약한데 여름의 고온다습한 기후 때문에 몸 안의 쓰레기는 증가하고 땀이 많이 흐른다면 당연히 여름을 타게 된다.

주하병에 걸리면 먼저 입맛을 잃으면서 머리가 띵하면서 아프고 또 전신이 노곤해지며 다리에 힘이 빠지고 몸도 뜨거워지면서 마냥 졸리거나 또는 물만 들이키고 땀을 줄줄 흘리는 등의 증상이 나타난다.

주하병은 혈액검사를 비롯한 각종 검사상 질병으로 나타
나지는 않는다. 하지만 심장과 체내의 기가 무척이나 허쇠
한 상태이기 때문에 그냥 방치하면 또 다른 질병에 걸릴 가
능성이 많으므로 곧바로 치료를 받는 것이 좋다.

잘 알려진 '생맥산(生脈散)'을 보리차 대용으로 끓여 놓
고 자주 마시는 것도 여름을 타지 않는 비결이다. 여름철 지
나친 땀으로 탈진하여 꺼져가는 맥을 되살려준다하여 붙여
진 이름이다.

인삼, 오미자, 맥문동의 세 가지 약재를 건재 약방에서 구
입하여 각기 5~8g(하루 분량)씩 넣고 달여 보리차 대용으로
목마를 때마다 수시로 마시면 된다.

인삼은 원기를 돕고 맥문동은 몸 안에서 수분과 진액을
생성케 해 주며 오미자는 구갈을 덜어주고 땀을 수렴시켜
준다.

또한 시원한 매실 꿀물을 마시는 것도 여름의 지나친 땀
과 구갈 해소에 큰 도움이 된다.

●생맥산을 마시면
더위를 타지 않는다.

여름철 비 오듯 흐르는 땀

여름은 땀의 계절이다.

여름엔 고온다습한 기후 때문에 우리 몸 안의 신진대사가 항진되고 노폐물도 증가한다. 따라서 오장육부의 청소기능이 풀가동되는 때가 바로 여름이다. 그래서 여름은 계절 가운데 육체적 스트레스가 가장 심한 시기이다.

이같은 여름에 체온 조절과 쓰레기 배설을 동시에 충족시키는 것이 바로 땀이다. 땀은 여름철 없어서는 안될 고마운 생리 기능인 것이다.

그러나 무조건 땀이 많다고 좋은 건 아니다. 여름에 땀을 많이 흘리면 식욕이 없어지고 기운이 떨어지면서 소위 '더위'를 먹게 되고 심하면 탈수증세를 보이거나 일사병 등에 걸릴 수도 있다.

여름철에 땀이 유난히도 많은 사람들은 허약해지기 쉽고 대개 원기가 부족한 경우가 많다.

이런 더위를 극복하기 위해 우리 조상들이 슬기로 마셔온 짜임새 있는 한방차가 있다. 바로 '제호탕'이다. 조선시대에 단오날, 임금이 의원에게 명하여 중신들에게 하사했던 처방이다.

여름철 건강을 지켜주는 훌륭한 자연 청량음료인 제호탕은 쌓인 피로를 해소시켜 주며 갈증을 풀어주고 정신을 상쾌하게 만들어준다. 오매(연기에 검게 그을린 매실) 375g, 백단향 30g, 사인 15g, 초과 10g을 분말하여 물 2L에 넣은 후 잠시 끓여 항아리에 담아 두었다가 필요할 때 냉수에 타 마시면 된다.

●여름철 건강엔
생맥산이 최고다.

콧물 재채기면 알레르기성 비염

아침에 일어나면서 재채기와 콧물 흘리기를 반복한다면 일단 알레르기성 비염으로 봐도 된다.

어떤이는 하루 종일 화장지를 옆에 두고 콧물을 풀기도 할 만큼 성가시고 끈질기며 집중력을 떨어뜨려 생활의 리듬을 깨는 대표적 질환이기도 하다.

알레르기성 비염은 어린이에서부터 청장년층에 이르기까지 층이 다양하지만 주로 청소년기 이하에서 많이 발생된다. 그래서 학업에 많은 지장을 주기도 한다.

봄철에 많이 일어나는 알레르기성 비염은 꽃가루, 집 먼지, 진드기, 짐승의 털 등을 비롯한 많은 이물질(항원)들과

이에 대항하기 위해 우리 몸에서 만들어내는 항체와의 사이에서 과민반응을 일으켜 나타난다.

하지만 한의학에서는 몸 안의 자연치유력 즉, 원기가 저하되어 있을 때만이 이같은 알레르기 반응이 가능하다고 본다. 그래서 비 점막을 강화하는 치료를 하면서 반드시 허약해진 원기를 끌어 올리는 치료를 겸하게 된다. 항원이 무엇인가는 그리 중요하지 않은 것이다.

이렇게 치료하면 증상의 정도에 따라 1~3개월 이내에 95% 이상에서 완치 또는 현저한 증상의 완화효과를 얻을 수 있다. 물론 6개월 이상 장기치료를 하여 완전한 체질개선을 하여야 좋아지는 경우도 있다. 수차례의 레이저 치료 후에도 차도가 없어 한방치료를 하는 경우를 보면 역시 체질개선만이 알레르기 질환의 근본적인 치료법임을 알 수 있다.

창이자 15~20g을 달인 물을 차같이 마시거나 생리식염수 또는 죽염 1%액을 매일 코로 들이마셔 입으로 내놓는 자가 세척을 반복하면 도움이 된다.

●알레르기성 비염은
체질을 개선해야 한다.

잴금잴금 저리는 요실금증

한바탕 배꼽을 잡고 크게 웃다 보면 소변을 저리는 여성이 적지 않다. 물론 재채기나 기침을 크게 한 경우나 줄넘기를 하는 도중에도 잴금잴금 소변이 새어 나온다.

요실금 증상이다. 40대 이후 여성의 50% 이상에서 기침이나 줄넘기 등의 운동을 할 때 소변을 저린 경험이 있다고 한다. 또 출산 횟수와 성경험이 많을수록 발생 빈도가 높다. 이는 임신으로 복부 근육이 약화되어 요도와 방광의 각도가 변하기 때문이다.

한의학에선 요실금의 원인을 신장의 기허(氣虛)로 본다. 여성들뿐만 아니라 허약하거나 스태미나가 부족한 남성들도 갑자기 일어날 때나 힘을 줄 때 소변이 찔끔 나오는 경우가 종종 있다.

요실금은 아니지만 유아원이나 유치원 또는 초등학교 저학년에서 가끔 볼 수 있는 빈뇨증도 마찬가지이다. 20~30분도 참기 어려워 화장실로 종종걸음을 치며 급할 땐 그저 선 채로 바지에 소변을 누기도 한다.

어른들도 소변을 하루 5~6회 이상 자주 보거나 밤새 서너 번씩 소변 때문에 잠을 깨어 숙면을 하기 힘든 분들은 모두 신장기능이 허냉(虛冷)하기 때문이다.

콩팥과 방광을 강화하고 따뜻이 하는 온보(溫補)법을 쓰면 잘 듣는다. 출산 후 요실금증이 보이면 곧바로 치료하면 쉽게 호전되며 어린이의 경우도 건강한 발육을 위해 초기에 보강을 하는 것이 좋다.

누워서 아랫배와 항문, 요도부위 근육을 강하게 수축 이완시키는 동작을 여러 차례씩 반복하면서 윗몸 일으키기 운동을 조석으로 실시하면 큰 효과가 있다.

●요실금증,
콩팥과 방광을 강화한다.

만병의 근원, 감기

내일이면 서리가 내린다는 상강(霜降)이다. 소매 끝을 파고드는 찬바람이 더욱 매서워지는 이때쯤이면 감기 환자가 늘기 마련이다.

건강한 사람들에게 감기는 며칠 머물다 가는 손님이나 다름없지만 어떤 이들은 겨울 감기에 한 번 걸리면 지독한 기침, 콧물, 두통, 전신통 등으로 오랜 기간 곤욕을 치르기 때문에 겨울이 두렵다.

그러면 감기는 예방할 수 있을까.
흔히 예방 백신을 맞으면 감기에 걸리지 않을 줄 알지만 그 해에 유행할 것으로 예측된 3~5종의 바이러스에 대한 면역만 될 뿐이다. 그러나 감기를 일으키는 바이러스는 200여 종이 넘는다. 또한 몸을 차게 한다거나 과로를 하여 코가 쌔~해지거나 목이 금세 컬컬해지는 등의 일반 감기는 백신을 맞아도 역시 걸린다.

그렇다면 감기는 속수무책일까.

약 2천년 전에 쓰여진 한방의 '바이블' 〈황제내경〉에 보면 '사지 소주에 기기필허(邪之所湊에 其氣必虛)'란 유명한 말이 나온다. 다시 말해 병원균에 감염되어 병에 걸리는 이유는 반드시 원기가 허약하여 질병에 대한 저항력(원기 또는 자연치유력)이 떨어졌기 때문이라는 말이다.

외감성 질병의 핵심을 찌르는 말이다.

감기(感氣)는 원래 나쁜 기운(邪氣: 바이러스 또는 찬 기운 등)에 감염됐다는 의미이다.

감기는 이 원기를 북돋우어 자연치유력을 높임으로써 예방할 수 있고 또 근본적인 치유가 가능하다.

●감기는 예방할 수 있다.

감기의 음식 요법

　기온이 뚝 떨어지고 동장군이 기승을 부리는 요즘 감기 환자가 끊이질 않고 있다. 감기는 여러 가지 합병증을 유발할 수 있으므로 증상이 심한 경우 적절한 치료가 필요하지만 가벼운 감기는 음식요법만으로 호전되는 경우가 많다.

　감기 치료에 도움이 되는 손쉬운 방법 몇 가지를 소개한다. 가래가 끓는 기침, 천식엔 은행을 껍질을 벗겨 참기름에 볶은 것을 하루 3~4개씩 먹는다.(2주 이상 계속 복용을 피한다.)

　오래 가는 잦은 기침에는 잣과 호두 50g씩을 잘 으깨어 꿀에 혼합해 놓고 하루 3회 공복에 따끈한 물로 먹는다. 마른 기침이 오래 가면 오미자 10g을 차처럼 달여 하루 3회에 걸쳐 꿀을 가미하여 따끈히 먹는다.

목구멍이 아플 때 도라지 뿌리 10g을 차처럼 달여 3번에 나눠 마신다. 감초 10g과 같이 달이면 더 효과가 크다.

몸살 감기 초기엔 파 흰 뿌리 4~5개와 생강 4~5g을 400cc의 물에 달여 반으로 줄면 2번 정도로 나눠 마시고 땀을 낸다.

콧물이 나면서 약간의 두통과 오한기가 있는 감기 초기 증상엔 마른 칡뿌리(갈근) 10g을 달여 마시게 한다.

가래가 많거나 가래가 잘 떨어지지 않는 기침엔 무씨(나복자) 6~8g을 물에 달여 하루 3차례 식후에 먹인다. 또 소화가 잘 안되고 트림이 나올 때도 이렇게 하면 좋다.

동시에 충분한 수분섭취 및 비타민 C가 많은 귤, 감 등 과일을 비롯한 영양가 높은 고단백 식품을 충분히 먹고 실내 온도 20℃, 내외 습도 60% 정도를 유지하는 것이 좋다.

●감기 초기엔
음식 요법도 효과가 있다.

생활의 리듬을 깨는 불면증

　잠을 못 이루는 밤은 괴롭다. 특히 요즘같이 밤이 긴 겨울
엔 더욱 그렇다. 불면증으로 시달리는 사람들은 의외로 많
다. 5~6명에 1명 꼴이나 된다.

　불면증은 어디가 아파서 일어나기도 하고 약물 복용으로
발생되기도 하며 때론 우울증이나 강박 신경 장애 등의 정
신장애로 인한 경우도 있고 단순히 심리적, 환경적 원인으
로 나타나기도 한다.

　최근 사회가 점점 복잡 다단해지면서 스트레스도 늘고 속
상한 일도 많아지기 때문인지 불면증 환자도 느는 추세이
다.

　불면증이 있는 사람들이 가장 걱정하는 일은 '이렇게 잠

못 자다가는 큰일나지 않겠나?' 하는 걱정이다. 하지만 잠 못 자서 큰일나는 일은 거의 없다. 또 짧은 시간일지라도 불면증 환자가 코를 골며 자기도 한다. 우선 잠을 꼭 자야 한다는 강박감에서 벗어나는 것이 중요하다.

저녁에 가벼운 운동을 하는 것도 좋고 자기 전 일이십 분씩 명상이나 기도, 또는 복식호흡을 하는 것도 도움이 된다. 좋아하는 음악을 들으며 잠에 빠져드는 것도 좋다. 또 오후의 가벼운 운동도 숙면에 큰 도움이 된다.

별다른 병이 없이 불면증이 있는 사람들이 응용해 볼만한 민간 요법을 소개한다.

멧대추(산조인)를 노릇노릇 볶아 한 번에 15~20g씩 달여 조석으로 나눠 마신다.

등심초 40g을 물 두 잔 나오게 달여 매일 세 번 식후 1시간 정도에 마시면 좋다.

신경이 쇠약한 분은 호두를 조금만 볶아 껍질을 벗겨 꿀과 함께 짓찧어 놓고 하루 세 번 두세 숟갈씩 식후 먹으면 효과가 있다.

●잠을 자려 애쓰면 쓸수록
불면증은 낫지 않는다.

피가 나도록 긁어대는 태열기

'태열기도 나을 수 있을까요?'

얼굴과 전신의 피부가 거칠어지고 심하면 귓불이나 음낭 등이 갈라지면서 진물이 흐르기도 하고 심하게 가려워 피가 나도록 긁기도 하는 태열기(아토피성 피부염)는 좀처럼 잘 낫지 않고 또 난치성 병으로 알려져 있어 엄마들에겐 정말 안타까운 질환이다.

엄마 태중에서 열독을 받아 생긴 병이라 하여 태열기라는 명칭이 붙었는데 생후 2~3개월째부터 나타나며 성인이 되어서도 낫지 않는 경우가 종종 있다.

태열기의 근치는 한의학적으로 그리 어려운 질환이 아니어서 몇 주에 낫기도 하지만 보통은 수개월 이상의 치료 기간이 소요되며 체질 개선이 주 목적이다. 또 태열기는 알레르기성 비염같이 꽃가루나 진드기 같은 호흡기로 들어오는 이물질의 영향은 별로 없고 대부분 먹는 음식에 대해서만 알레르기 반응을 일으키므로 음식 제한이 중요하다.

특별히 우유, 계란, 닭고기, 돼지고기 등의 육류 식품과 라면을 비롯한 아이스크림, 햄버거, 스낵류 등 모든 인스턴트 식품이 증상을 악화시킨다.

태열기 치료에 가장 중요한 음식 섭취의 기본은 자연식이라 할 수 있다.

보리, 현미찹쌀, 콩 등을 섞은 잡곡밥에 야채, 과일 등 채식 위주의 식단을 꾸준히 지속하면 가벼운 증상은 저절로 낫기도 하며 심한 경우에도 어느 정도 호전을 보인다.

태열기의 치료는 성장하면서 또 다른 알레르기 질환(알레르기성 비염 및 천식, 두드러기 등)을 유발할 수 있으므로 가능한한 빨리 음식이라도 자연식으로 바꾸는 것이 필요하다.

●태열기는 완치된다.

야뇨증은 조기 치료해야

4~5세가 지나서도 가끔 또는 심한 경우 하루 저녁에도 두세 번씩이나 소변을 본다면 야뇨증이라 부를 수 있고 치료를 받아야 할 오줌싸개 증상이라 할 수 있다.

오줌싸개는 진학하여 잘 적응을 하지 못하거나 성적이 떨어져 고민이 될 때, 동생에 대한 질투 등의 환경적, 심리적인 이유 등으로 인해 그간 잘 가리던 아이가 갑자기 다시 오줌싸개가 되는 2차성 야뇨증도 있으나 보통은 날 때부터 소변을 못 가리는 1차성 야뇨증 아이들이 대부분이다.

그저 크면 좋아지겠지 하는 안이한 생각으로 그냥 방치하면 아이는 더욱 정신적으로 위축되어 주눅이 들고 정서가 불안해지게 마련이다. 더욱이 야뇨증 어린이의 부모 중

20~30% 이상에서 야뇨증의 병력이 있는 것으로 보아 자연 회복을 기다리는 것은 야뇨증의 유전성 경향을 높일 가능성이 있을 뿐만 아니라 때로는 중, 고 및 대학생이 되서도 낫지 않아 치료 받으러 오는 경우를 만든다.

배뇨훈련의 부적절, 알레르기, 정서불안(스트레스), 기생충 등도 원인이 될 수 있지만 오줌싸개는 신장이 허약한데서 비롯된 신장과 방광의 발육 지연이 주 원인이다. 따라서 건강한 성장을 위해서도 오줌싸개는 하루라도 일찍 치료해 주는 것이 바람직하다.

오줌싸개는 심신이 너무 피로하지 않도록 하고 몸을 따뜻이 해주며 저녁 식사 이후엔 물과 과일 등의 수분이 많은 음식을 피한다. 은행을 참기름에 볶아 하루 5~6개씩 2~3주 동안(그 이상은 부작용이 있을 수 있음) 주면 치료에 도움이 되는 경우가 많다.

치료법이 없는 것으로 잘못 알려져 있는 오줌싸개 증상은 한방치료를 하므로써 3~4주 안에 70~80%가 완치되고 늦어도 5~6주 안에 대부분 확실한 치료가 가능하다. 단, 약 5% 정도에선 2~3개월 이상의 장기적인 치료가 필요하다.

성장통이 있으면 허약한 아이

최근 노인네마냥 팔다리가 쑤시고 아프다면서 주무르고 두들겨 달라고 조르는 아이들이 점점 늘고 있다.

처음엔 좀 세게 놀아 그러나 보다 하고 생각한다. 아프다가 절로 낫기도 하고 통증이 반복되기도 하며 혹 몇 주씩 통증이 가시지 않는 경우도 많다.

병원으로부턴 그저 크면서 나타나는 현상이니 염려하지 말라는 소리를 듣게 된다.

X-RAY 촬영도 하고 혈액검사도 하지만 모두 정상이기 때문이다.

하지만 성장통도 몸이 허약해서 생긴다. 얼마 전까지만

해도 소위 '입 크려고 한다'고 말했던 구각염이 실은 비타민 B2가 결핍하여 나타났던 것처럼 성장통도 빠른 성장에 영양이 따라가지 못하고 왕성한 발육을 하는 뼈끝 관절 부위나 인대, 근육들이 허약해져 일어난다.

요즘엔 비록 기본적 영양소는 공급되지만 편식을 하고 활동량은 훨씬 많아지고 발육도 전과 비교가 되지 않게 좋아졌다. 그 결과 성장에 필요한 또 다른 영양소가 부족하여 나타난 증상이다.

성장통이 있으면 우선 활동량을 줄이고 며칠 뛰어 놀지 못하게 하면서 영양이 풍부한 과일과 고단백 식품, 칼슘이 풍부한 멸치를 비롯해 뼈째 먹는 생선류와 우유를 충분히 공급해 주면 대개는 서서히 증상이 호전되기 시작한다.

잘 낫지 않는 아이는 간과 신장을 보강하여 뼈와 근골을 튼튼히 만들어 주면 성장통은 1~2주 내에 대부분 쉽게 호전된다. 건강한 아이를 원한다면 성장통이 그냥 지속되도록 놔둬선 안 된다.

●성장통도
허약해서 일어난다.

소아 비만은 성인병 전주곡

최근 병약해진 어린이가 늘고 있다. 또 당뇨, 고지혈증, 비만 등 성인병에 걸린 어린이들도 증가하고 있다.

얼마 전 모 대학병원 소아과에서 발표한 조사에 의하면 약 67.4%의 어린이가 1개 이상의 질병에 걸린 것으로 밝혔다. 특히 비만은 5명 중 1명 꼴이었다.

비만은 보통 표준 체중보다 20% 이상 무거울 때를 말한다. 하지만 비만 자체는 병이 아니며 또 대개 이렇다할 병적 증세를 보이지도 않는다. 그러나 비만은 성인이 되면 고혈압, 당뇨, 동맥경화, 심장병 등의 성인병에 쉽게 걸릴 수 있다.

비만 어린이는 무거운 체중으로 허리, 무릎, 고관절 등의 통증이 잦고 자신감도 결여되며 우울해지기 쉽다.

비만은 약 30%가 유전이지만 70% 정도는 기름진 음식과 인스턴트 식품의 과다 섭취, 운동부족과 각종 스트레스 등의 환경적 요인이 차지한다. 따라서 자녀와 대화를 자주하여 스트레스 요인을 없애고 규칙적인 운동을 시키며 잘못된 식습관을 적극적으로 교정해 줄 필요가 있다.

며칠 전 '아침 식사를 거르면 뚱보가 될 가능성이 많다'는 보도가 있었다. 하지만 아침을 걸러 뚱보가 되는 것이 아니라 뚱보가 된 후에 체중 조절 방법의 하나로 아침을 거르고 있었다고 보는 게 맞다. 그러나 아침을 거르면 점심이나 저녁을 더 먹게 되고 살지게 되는 비율도 더 많아지므로 세 끼를 가볍게 드는 것이 더 좋다.

식욕 조절이 잘 안 되면 비만침 시술을 받으면 큰 도움이 된다.

●소아 비만은
성인병의 전주곡이다.

구안와사증은 발병 초기 치료가 중요

아침에 눈을 떠 거울을 보니 얼굴이 한쪽으로 비뚤어져 있다면 구안와사증이다. 비록 치료가 잘 되는 질환이고 대개 일시적이지만 특히 여성에게 있어서는 그 당혹감이나 충격이 이루 다 말할 수 없다.

이같은 증상을 한의학에선 '구안와사증' 이라 부르는데 제7뇌신경인 안면 신경의 마비로 일어난다. 반쪽 얼굴 이마에 주름이 잡히지 않으며 눈을 감아도 완전히 감기지 않고 흰자위가 드러나며 볼 안쪽에 음식물 찌꺼기가 끼어도 밀어내지 못한다. 또 입을 오므려 둥근 오형도 만들 수 없고 휘파람을 불 수도 없다.

구안와사증은 젖먹이로부터 팔순 노파에 이르기까지 남녀노소를 가리지 않으며 연중 무휴로 발생하지만 환절기나 요즘 같이 추운 겨울철에 가장 많이 나타난다.

구안와사증은 비록 안면 신경의 마비로 초래되지만 실은 그 전에 반드시 누적된 과로와 심한 스트레스, 한냉자극, 원기 부족과 빈혈 등에 의해 일어난 기혈(氣血)의 순환장애가 선행된 경우가 대부분이다. 최근엔 공부 스트레스 때문인지 중·고등학생들이 늘고 있다.

평소 얼굴 근육이 자주 떨리거나 편두통이 빈발하는 이는 조심해야 하며 혈액순환이 잘 안 되는 체질적 소인이 있는 자는 3~4회까지도 재발되는 예도 있다.

구안와사증의 치료 기간은 경미한 경우, 침 한두 번에도 좋아지기도 하지만 보통 3~4주 정도이다. 구안와사증은 초기 3~5일 이내의 치료가 매우 중요하며 후유증을 남기지 않는 것이 치료의 목표다.

●구안와사증은
초기 치료가 매우 중요하다.

청춘의 심벌, 여드름

젊음의 상징이자 청춘의 심벌처럼 여겨지는 여드름.

하지만 막상 여드름이 난 당사자는 심한 콤플렉스를 받으며 모공이 확대되거나 흉터가 남는 등의 심한 후유증을 남기기도 한다.

여드름은 사춘기 전, 후부터 시작하여 30~40대에 걸쳐 발생되는 피부의 만성 염증성 질환이다.

여드름의 원인은 유전적 경향이 있고 성 호르몬 분비 불균형이 있을 때 잘 나타나는데 생리불순, 변비, 설사, 위장병, 간 기능 저하 등이 있을 때 더욱 악화되고 그릇된 식생활, 화장품의 부작용, 스트레스 등에 의해 유발되기도 한다.

또 잠을 못 잔다거나 스트레스를 받으면 악화되므로 충분한 수면과 휴식을 취한다.

아이스크림, 초콜릿, 캔디, 과자, 청량음료 등의 단 음식과 돼지고기, 닭고기, 우유, 달걀, 기름에 볶거나 튀긴 음식 등의 기름지거나 피를 탁하게 하는 음식 및 소화가 잘 안되고 가스가 차게 하거나 섬유질이 많은 음식 등은 피해야 한다. 그리고 항상 소량씩 천천히 즐겁게 섭취한다.

지방 성분이 많은 화장품으로 짙게 화장하면 땀구멍을 막거나 노폐물 배설을 방해하여 여드름을 악화시킨다. 따라서 저자극성 중성비누로 하루 2~3차례 세안을 하고 가벼운 화장을 하여 청결을 유지한다.

여드름은 대개 복합적인 요인으로 나타나는 경우가 많은데 정확한 진단을 받아 꾸준한 치료를 받으면 체질개선과 함께 후유증 없이 치유된다.

● 여드름은
체질에 따른 치료가 효과적이다.

목에 무엇이 걸린 듯한 매핵기

'목에 무엇인가 걸려 있는 듯하고 답답하면서 뱉어도 뱉어지지 않고 삼켜도 삼켜지지 않는' 증상. 병원에 가서 목 안이나 기관지를 검사해 보지만 아무 이상도 없다.

한의학에선 이런 증상을 일컬어 '매핵기'라 부른다. 마치 매실씨가 목에 걸린 듯한 기분이 든다 하여 붙여진 이름이다.

칠정(七情) 손상(정서적 장애나 스트레스)으로 인한 기울체(순환장애)가 그 원인인데 점차 증가하는 추세이다.

꾀병 또는 신경성 환자 취급을 당하지만 환자가 느끼는 고통은 결코 작지가 않다. 경증은 목에 가래가 붙은 듯 이물감이 있는 정도이지만 심하면 목 전체에 솜덩이가 붙어 있는 것 같으면서 쐐 하고 칼칼하여 집중력도 떨어지고 신경 질적으로 된다.

감수성이 강하고 예민, 소심한 여성이 대부분이지만 남성 환자도 있다. 대개 몸이 허약한 상태에서 1~2주 이상 스트레스가 지속될 때 발생된다. 소화불량증과 두통, 불면증, 가슴뜀 등을 겸하고 있는 경우가 많다.

매핵기는 종종 위산이 식도로 역류해 나타나는 역류성 식도염이나 후두염을 겸하고 있는 경우가 많다.

한방에선 氣 순환장애를 풀어주고 위장기능을 강화해 주며 기를 강화시켜 주는 치료를 한다. 또한 밀가루 음식, 신 음식, 자극성 음식과 술 담배를 피해야 한다.

매핵기가 있으면 먼저 스트레스를 이길 수 있는 강한 체력을 만들기 위해 적당하고도 꾸준한 운동을 한다.

동시에 소심하고 매사에 너무 완벽을 추구하는 여성들은 걱정이 떠날 날이 없으므로 스트레스에서 벗어나기 위해 여유로운 마음을 갖도록 노력하는 것이 무엇보다도 중요하다.

●매핵기는
기 순환장애를 풀어 준다.

기미가 끼면 오장을 점검해야

  윤기 나는 뽀얀 얼굴은 여성의 자랑이다. 그러나 자신도 모르게 검푸른 어둔 그림자가 얼굴에 드리우는 때가 있다. 바로 기미이다.

  눈이 마음의 창이라면 얼굴은 오장육부의 거울이다. 우리 몸 안의 이상 상태는 즉각적인 얼굴의 색택(色澤)으로 반영된다.

  기미는 비록 얼굴 피부층의 멜라닌 색소 과잉생산에서 비롯된 것일지라도 근본 원인은 내장의 기능 저하나 부조화에서 기인된다.
  기미를 한방에선 간반(肝班)이라 하는데 이는 기미가 간장의 해독, 청혈기능이 낮아져 생기는 것임을 말해 주고 있다.

기미는 또한 자궁 및 심장 기능이 약하거나 혈액순환이 좋지 않고 생리 불순 등이 있어도 잘 나타난다.

또 위장병이 있거나 소화력이 떨어진 경우, 빈혈, 영양부족, 심한 스트레스나 정서장애 시에도 종종 나타난다.

그러나 기미는 혈액, 소변을 비롯한 각종 이화학적 검사에선 정상 소견을 보이고 생명에도 전혀 지장을 주지 않는다. 하지만 기미가 대인관계에 미치는 영향과 그로 인한 스트레스는 매우 크다.

강한 자외선은 기미를 악화시키므로 햇볕에 피부를 노출시키지 않는 것이 중요하다. 또 화장품을 바르거나 표백하는 것은 일시적 미봉책에 불과하므로 오장육부의 기능을 정상화시키고 보강해야 근본적으로 없앨 수 있다.

기미는 초기 치료가 효과적이므로 발견 당시부터 관심을 갖는 것이 매우 중요하다.

● 기미는 초기에
치료하면 잘 낫는다.

평생 건강 망치는 산후풍

산후풍은 출산 후유증을 말한다.

출산 후 제대로 된 안정을 취하지 못하거나 몸의 회복력
이 약하여 자궁 및 그 부속기의 원활한 원상 복구가 잘 안될
때 기혈(氣血)의 순환장애가 일어나 발생된다.

따라서 주부들의 평생 건강에 산후 조리가 미치는 영향은
매우 크다. 그런데 외국에선 출산하자마자 찬물로 샤워도
하고 가벼운 운동도 시키며 일상 생활에 바로 복귀한다. 하
지만 우리 나라 여성이 그렇게 따라 하면 대부분 각종 신경
통이나 류마티즘성 관절염에 걸린다. 이는 체력의 차이에서
비롯된 현상이다.

산후에 허리, 엉덩이뼈 관절, 무릎, 손목, 발목, 손가락, 어깨, 등, 가슴 등 거의 전신의 관절이나 근육이 빠질 듯 아프고 쑤시며 얼음에 닿은 듯 차고 시리면서 뻣뻣하거나 손발이 쥐가 나듯 저리면 산후풍이다.

그러므로 체력에 따라 산후 6~8주 동안의 산욕기 산후조리(안정)를 적절히 취해 산후의 건강을 도모해야 한다. 물론 그 기간 동안 절대적인 안정을 해야 하고 또 뜨겁게 불을 때 땀을 내야 하는 것은 아니지만 산후 초기엔 아기를 오래 안거나 장시간 서 있는 자세는 해로우며 선풍기나 에어컨 바람을 쐬거나 몸을 차게 하면 산후풍에 쉽게 걸릴 수 있다.

산후 1~2주 땐 자궁 및 체내 어혈을 푸는 약을 복용하고 3~4주 이상에서는 소모된 기혈을 보강해 주는 치료를 허약한 산모가 받으면 산후풍을 예방·치료할 수 있으며 유즙 부족에도 효과가 있다. 산후 조리약은 출산 후 3일이 지나면 복용이 가능하다.

●산후조리는
여성의 평생 건강을 좌우한다.

오십이면 찾아오는 오십견

우리 몸은 영구히 쓸 수 있는 기계가 아니다. 나이를 먹음에 따라 신체 각 부위는 노쇠현상으로 여기저기 고장이 나기 시작한다. 바야흐로 수리해가면서 쓸 때가 오는 것이다.

그럼 어깨관절은 몇 년쯤 써야 고장이 나기 시작할까. 답은 오십 살 전후이다. 그래서 '오십견'이란 명칭이 붙었다.

오십견은 어깨 관절의 노인성 변화(염증이나 변성)로 어깨가 마치 얼어 붙은 듯이 움직이기 힘들고 아픈 증상을 말한다.

어느 날 갑자기 시작되기도 하고 서서히 나타나 통증과 운동제한이 점차 심해지기도 한다. 대체로 1년에서 1년 반 정도면 절로 낫기도 하고 또다시 반대편에 오는 경우도 많다.

자연치유가 비교적 잘 되지만 통증도 심하고 일도 할 수 없으며 방치할 경우 어깨의 노화가 더 진행되는 경우도 많은데 곧바로 치료를 받으면 빨리 회복된다.

오십견은 녹슨 근육이나 조직의 혈액순환을 촉진시키고 염증을 가라앉히는 침구치료의 효과가 우수한 질환이다.

가정치료는 급격한 통증이 오는 급성기엔 삼각건 등으로 고정하여 안정시키고 온습포를 한다. 그리고 만성기에는 온습포를 한 후 안티플라민 맛사지와 체조요법(어깨의 운동 범위를 점차 넓혀주는 운동)이 가장 효과적이다.

오십견은 평소 손끝만 움직이는 사무직이나 주부에게 많으므로 온몸 운동, 특히 팔을 돌리는 체조를 매일 계속하고 균형있는 식단 섭취를 하면 예방할 수 있다.

●오십견은
침구치료가 우수하다.

비만과 음식

비만증은 현대 사회의 풍요가 가져다 준 부작용 중 하나이다.

하루 필요한 열량보다 더 먹고 소모시키지 못하면 우리 몸에 지방으로 축적되어 체중이 늘고 점차 비만이 되는 것쯤은 누구나 잘 안다. 하지만 대부분 어느 음식이 얼마 만큼이나 칼로리가 높은지 잘 알지 못하고 대개 짐작으로 먹어댄다.

우리 나라 성인의 하루 영양 권장량은 남자 2500Kcal, 여자 2000Kcal 내외이다. 그런데 사실 이 영양 권장량은 좀 많은 편이며 체중을 감량하고 싶으면 1500~1800Kcal

정도로 줄여야 한다. 하루 500Kcal를 줄이면 1달에 약 2Kg의 체중을 줄일 수 있다.

이때 적당한 운동과 식욕을 줄이고 지방 분해를 활성화시키는 비만침과 한약 복용을 함께 하면 훨씬 효과적인 체중감량 효과가 나타난다. 그런데 밥 한 공기가 300Kcal이니까 하루 세끼면 반찬 빼고도 벌써 약 900Kcal를 섭취하는 셈이다.

또 수시로 마시는 음료수의 칼로리도 상당하다. 100g당 열량은 사이다 40, 콜라 38, 식혜 104, 원두커피 371, 커피 292, 맥주 43, 소주 142, 위스키 231, 감잎차 293, 녹차 334, 보리차 317, 율무차 386, 오미자 차 315, 인삼차 376, 홍차 370 정도나 된다.

또 음식 중 볶음밥과 자장면은 700, 자장밥과 우동은 600, 라면, 비빔밥, 냉면, 김밥(10개)은 각각 500, 햄버거 1개는 400, 컵라면은 300Kcal 씩이나 칼로리가 나간다.

비만을 예방하려면 우선 음식의 칼로리에 대한 적당한 지식을 갖추는 것이 필요하다.

이명은 초기에 관심을 갖어야

과로와 스트레스가 폭증하는 연말에는 귀가 우는 이명증 환자도 증가한다.

매미를 비롯해 귀뚜라미, 참새 등이 우는 소리가 들리거나 바람이나 시냇물 소리가 나는 등 환자에 따라 별의별 각종 자극적인 소음이 귀에서 들린다.

이명의 95% 정도는 원인이 분명하지 않다. 하지만 한의학적으로 이명의 가장 흔한 원인은 원기가 부족한 기허와 피가 부족한 혈허이다. 임상적으로는 대개 기허와 혈허가 겸해 있다.

이명이 있으면서 아침에 일어나기가 힘들고 늘 노곤하며 간혹 필름이 끊긴 듯 머릿속이 멍해지면서 숨이 잘 차는 경우는 기가 부족한 때문이다.

자주 어찔어찔하면서 어지럽고 잘 때 가끔 손발이 저리면서 이명이 있으면 심장이 약하고 피가 부족한 것이 원인이다.

이명은 발병 초기에 관심을 갖고 치료하는 것이 중요하다. 귀에서 소리가 나다 말다 하는 초기엔 치료가 잘 된다. 하지만 점점 소리 나는 시간이 길어지고 그 크기가 강해질수록 치료도 어려워진다. 예컨대 하루 종일 이명증이 있으면서 그 기간도 1~2년 이상 되면 장기간 치료가 필요하고 효과도 적다.

이명은 몸이 허해져서 나타나기 때문에 지속적인 과로와 스트레스만 피하고 충분한 수면을 취하면 초기엔 대부분 절로 좋아진다.

이명에는 인삼차가 효과적이고 추어탕이나 삼계탕 등의 고단백 식품과 대추차, 구기자차, 당근즙 등을 자주 먹으면 좋다.

●이명은
기혈 허약이 주 원인이다.

하수구가 꽉 막힌 변비

변비가 있는 몸은 하수구가 막힌 도시와도 같다. 하수구가 막히면 구정물이 넘쳐나고 냄새가 도시 전체에 진동할 것이다.

변비가 있으면 넘치는 독소가 다시 재흡수되어 피를 탁하게 만들고 대뇌와 간에 부담을 주며 저항력을 떨어뜨릴 뿐 아니라 항상 뒤가 묵직하여 집중도 잘 안된다. 매일 아침 한 차례씩 시원한 배변을 하는 것은 건강의 기본이다.

흰 쌀밥과 인스턴트 식품의 섭취, 운동 부족, 지나친 다이어트, 스트레스, 수분과 섬유질 섭취 부족 등은 직장의 변을 굳게 만들고 배변 반사를 약화시키는 요인이다.

따라서 스트레스를 적절히 해소하며 매주 3~4회의 적당한 운동과 하루 최소한 6컵 이상의 수분 섭취, 현미와 보리를 섞은 잡곡밥을 주식으로 먹는다면 웬만한 만성 변비는 몇 주 이내에 절로 해결되기 마련이다.

1~2개월 이상 꾸준히, 매일 아침 저녁 2차례씩 반복 실시하면 심한 만성 변비에도 효과를 보는 방법 몇 가지를 소개한다. 한 가지만 선택해 해도 좋고 2~3가지를 병행하면 더욱 좋다.

당근 주스를 300ml씩 마신다, 호두를 4~5개씩 먹는다, 잣을 15~20g씩 먹는다, 사과 또는 고구마를 1개씩 아침 저녁 식전에 먹는다 .

그리고 매 식사 때마다 상추나 시금치를 50~60g씩 곁들여 먹는다. 또 검은 참깨로 만든 죽이나 강정을 수시로 먹는다. 만약 반응이 늦을 땐 먹는 량을 좀더 늘려도 아무 부작용이 없는 좋은 방법들이다.

●변비가 있는 몸은
하수구가 꽉 막힌 도시와도 같다.

꾀병일까? 신경성 질환

오늘날 소위 '신경성'이라 이름 붙은 수많은 증상들에 의해 시달리고 있는 현대인들이 폭팔적으로 증가하고 있다.

그러나 현실은 어떤가.

환자의 호소가 진지하게 받아들여지기 이전에 혈액검사, X-ray검사, 초음파 검사, CT 스캔, MRI 검사 같은 고도로 정밀한 검사들이 일사천리로 실시되고 그 같은 검사에 나타나지 않으면 곧바로 '정상'이란 진단 결과가 붙여진다. 그럼에도 불구하고 자꾸 여러 증상들을 반복하여 호소하면 다짜고짜 '신경성' 환자란 딱지가 덧붙여진다.

그것이 바로 현대 진단 기계의 한계이다.

사실 나 자신이 아프고 견디기 힘들면 그 자체가 바로 치료 대상이 되어야 할 '병증'인 것이다.

병원을 여기저기 기웃거리며 자기 병을 알아주는 의원을 찾아 헤매는 '메디칼 쇼핑' 환자도 결국 병원이 만드는 것이다.

병명은 없으나 환자 자신은 괴로운 증상으로 시달리는 분들은 의외로 많다.

귀울림, 어지럼증, 만성피로, 잦은 소변, 지나친 땀, 손발이 저리고 힘이 없는 증상, 뒤꿈치 동통, 수족 냉증, 허리나 무릎이 차고 시린 증상, 가슴 답답증, 가슴 뜀, 뒷목과 등가슴의 결리고 쩌 눌리는 증상, 불면증, 성욕감퇴…… 등등

이런 증상들은 대부분 기(氣) 순환 장애나 혈액 순환 장애에서 비롯된다. 동시에 허증(虛證)이 많다.

따라서 기혈을 순조롭게 해 주고 신체 내부의 허약한 곳을 보강해 주면 이 같은 증상들은 곧 해소된다.

환자가 호소하는 모든 신경성 증상은 곧 인체를 건강으로 회복시킬 수 있도록 만들어 주는 열쇠인 것이다.

●대다수의 신경성 질환은 대개 합당한 이유가 있다.

대들보가 고장난 요통

요통은 현대인을 가장 괴롭히는 질환 중 하나이다. 살아 있는 동안 최소 한두 번 이상씩은 요통에 시달린다.

요통을 일으키는 원인은 매우 다양하지만 크게 두 가지로 요약해 볼 수 있다.
즉, 운동 부족과 스트레스이다.

현대인은 하루 종일 허리를 한 번도 충분히 굽히거나 젖히는 일 없이 지나는 날도 있다. 그저 자동차나 회사의 의자 위에 앉아 하루를 보낸다. 그래서 허리를 지탱해 주는 힘줄과 근육이 가늘어지고 연약해져서 허리는 금세 고통을 호소하게 된다.

스트레스도 심장과 위장에 부담을 주어 허리의 혈액순환을 나쁘게 하고 영양상태를 악화시켜 요통을 유발시킨다.

따라서 스트레스에 시달리며 운동이 부족한 현대인에게 요통은 필연적인지도 모른다. 이런 환경은 한의학적으로 신장기능(비뇨생식기 및 골 관절계통을 포괄 지칭)의 저하를 가져와 신허(腎虛)상태를 일으킨다.

그래서 한방에선 요통이 있을 때 침 치료로 허리 부위의 막힌 기혈을 뚫어줄 뿐만 아니라 반드시 허약해진 신장을 같이 보강하여 허리의 빠른 기능 회복을 도모하는 것이다.

X-ray에 나타나지 않는 요통뿐만 아니라 디스크요통도 모두 그 병의 근본은 요추 좌우의 근육과 힘줄의 이상에 있으므로 허리 긴장을 풀고 혈액순환을 촉진시키는 침 치료를 하면서 집에서 따뜻하게 온습포를 하고 안티플라민 등으로 맛사지를 해 주면 빨리 회복된다.

●스트레스와 운동 부족은
요통의 주범이다.

뒤꿈치 통증은 성기능 저하

최근 발 뒤꿈치 부위가 아픈 사람이 늘고 있다.

발을 바닥에 딛거나 걸을 때 발 뒤꿈치가 시큰거리거나 아프고 심하면 뒤꿈치 근육(아킬레스건)이 당겨서 뒤굽을 들고 걷는다.

뒤꿈치 통증은 X-ray를 비롯한 각종 검사상 이상이 나타나는 경우는 드물기 때문에 병으로 간주되지도 않는다.

비록 병도 아니라지만 불편은 말할 수 없다. 아파서 걷기도 힘들뿐만 아니라 운동은 더구나 어렵다. 또 아프다 해도 누가 알아주지도 않고 치료 방법도 일시적인 진통제뿐이다.

발 뒤꿈치 부위는 한의학적으로 매우 중요하다. 즉, 기(氣)순환 통로인 신장과 방광의 경락이 발에서부터 시작되고 콩팥, 방광, 자궁, 난소, 고환, 허리, 요추에 관계된 반응점이 모두 뒤꿈치의 바닥과 좌우에 밀집되어 있기 때문이다.

따라서 이런 곳의 기능쇠약이나 성기능 장애가 발생되면 기혈의 흐름이 나빠져 곧바로 뒤꿈치의 통증이나 시리고 멍한 증상으로 나타난다.

즉, 성기능이 허약하거나 양기가 부족한 남성, 산후조리가 좋지 못하거나 자궁, 난소, 허리 등의 기능쇠약이 있는 여성, 원기가 부족하거나 영양섭취가 좋지 않은 어린이 등에게 종종 일어난다.

침구치료를 하면서 약물로 보강하면 쉽게 증상이 호전되는데 집에서 따뜻한 물에 담근 후 맛사지하거나 가볍게 두드려 주면 치료에 도움이 된다.

뒤꿈치 통증이 위험한 증상은 아니지만 인체가 허약해졌음을 알리는 신호인 셈이다.

●남녀의 성 기능과
원기가 부족하면 뒤꿈치가 아프다.

음식 이야기

사람에겐 먹는 즐거움이 있습니다.
하지만 아무거나 아무렇게나 마구 먹는다면 건강 장수하기가 힘듭니다.
인체는 아무렇게나 다루면 빨리 부서지는 정교한 기계나 다름없습니다.
자신의 체질이나 나이에 맞는 정선된 음식이 아니면
우리 몸은 빨리 노화하게 됩니다.
음식 이야기는 보다 젊어질 수 있는 음식 먹기를 권하고 있습니다.
각종 인스턴트 식품과 유해 불량 식품이 난무하는
요즘이야말로 먹는 지혜가 필요한 때입니다.

여름 청과의 왕자, 수박

수박은 맛과 크기에서 볼 때 단연 여름 청과의 왕이다.

수박은 모든 과일 중 수분이 가장 많은 청과(94% 이상)이다. 더구나 갖가지 영양소가 함유된 가장 이상적인 여름철 자연 음료이다. 비타민 A, B, C를 비롯해 단백질, 포도당, 과당과 회분, 칼슘, 인, 철 등의 미네랄이 소량씩이나마 고루 함유되어 있는 소위 '자연산 전해질 음료'인 셈이다.

수박의 한의학 명은 서과(西瓜)인데 여름의 번열과 구갈을 가라 앉히고 더위를 해소시키며 속을 후련하게 해 주고 소변을 순조롭게 만들어 주는 이뇨 작용도 있고 혈압을 내려 주는 혈압 강하 작용도 있다. 또 숙취를 풀고 구내염에 좋으며 적리에도 효과가 있다.

따라서 한여름 땀을 많이 흘릴 때 맛과 치료 작용을 겸비한 수박은 무엇보다도 훌륭한 감로수이다. 뜨거운 열기와 다량의 땀으로 체력이 쇠진되기 쉬운 여름, 시원한 수박은 마치 '보약'과도 같다.

요즘 수박 껍질이 젖은 음식 쓰레기의 대표격으로 여겨져 눈총을 받고 있지만 수박 껍질은 예로부터 민간요법으로 몸이 자주 붓거나 신장염이 있을 때 이뇨제 대용으로 사용돼 왔고 황달, 당뇨, 고혈압 등에도 응용되어 왔다.

단, 수박은 '한과(寒瓜)'라고도 불릴 만큼 그 성질이 차기 때문에 평소 위장염이나 위, 십이지궤양, 설사 등의 질환이 있거나 아랫배가 차고 설사가 잦은 사람은 수박을 피해야 하며 허약한 아이들도 소량씩만 섭취할 필요가 있다.

귀부인의 풍미를 지닌 참외

귀부인과도 같은 기품있는 풍미를 지닌 여름 과일이 바로 참외이다.

참외는 맛이 달고 그 성질이 매우 냉한 청과이다. 참외는 청열작용이 있어 한여름 더위를 가라앉히고 몸 안의 번열을 내려준다. 또 참외엔 소량씩이지만 각종 비타민과 미네랄이 고루 들어 있으며 89.8%의 풍부한 수분이 함유되 있어 지나친 땀으로 인한 구갈을 효과적으로 해소시켜 주며 소변도 순조롭게 잘 나오게 하는 작용이 있다.

하지만 참외의 주된 작용은 여름의 열기를 가장 잘 식혀 준다는데 있다. 그래서 예로부터 참외를 자주 먹으면 여름을 타지 않는다고 했다.

한방에서는 덜 익은 푸른 참외 꼭지를 말려 급성 음식물 중독에 최토제로 사용해 왔다. 또 역시 참외 꼭지를 분말하여 코에 불어 넣어 황달의 치료 보조제로 쓰기도 했다. 참외씨는 변비, 번열증, 폐의 열로 기침이 오래 가는 증상 등에 응용된다.

참외는 모든 과일 가운데 그 성질이 가장 차다고 할 정도로 냉한 식품이다. 따라서 열이 많은 어린이나 평소 몸이 뜨거워 여름을 나기 힘든 소양인에겐 약과도 같은 식품이다.

반면 몸이 약하고 손발이 차며 배가 자주 아프고 설사가 잦은 사람은 참외를 조금만 먹어도 큰 부담이 되며 기운을 떨어뜨리고 소화기능을 약화시켜 복통과 설사를 일으킬 수 있으므로 삼가는 것이 좋다.

여름에 가장 실속있는 과일, 토마토

여름 과실 중 무엇이 가장 실속있을까. 영양과 가격면에 서라면 토마토를 빼놓을 수 없다. 반면 칼로리는 수박이나 참외보다도 적다.

토마토는 구갈을 멎게 하고 소화를 촉진시켜 주며 더위를 잘 타지 않게 하는 작용이 있다. 또한 피의 열을 식혀 주고 피를 깨끗이 하며 간 기능을 도와 주고 해독작용이 있다.

토마토의 비타민 C는 수박의 10배인데 치은염, 치주질환, 코피, 감기 등의 예방에 효과가 있다.

과일 중 드물게 200IU나 함유된 풍부한 카로틴은 눈이 건조한 증상, 야맹증, 어린이 구루병 등에 효과가 있으며 피부의 탄력성을 유지시켜 주고 골격을 강화시켜 준다. 그리고 비타민 B1은 뇌세포의 피로를 감소시켜 주며 두뇌 발육에 좋은 영향을 준다.

토마토에 함유돼 있는 시트릭산과 말릭산 및 당(糖)류는 소화를 촉진시키고 신염환자에게는 이뇨작용이 있다. 비타민 P는 혈관을 보호해 주는 작용이 있어서 고혈압에 혈압강하작용이 있는 것으로 밝혀졌다.

또 머큐릭 클로라이드란 성분은 간장질환에 도움을 준다. 뿐만 아니라 혈액 중 콜레스테롤 함량을 감소시키므로써 죽상(粥狀) 동맥경화증에 예방효과가 있다.

때문에 토마토는 노인과 어린이의 간식 및 성인병 예방 음식으로서 뿐만 아니라 여성의 피부 노화방지, 그리고 고혈압, 심장병, 신장염, 간염 환자 등의 치료 보조 식품으로써 널리 추천될 만한 음식이다.

비타민 C가 풍부한 딸기

비타민 C가 귤보다 많은 것이 바로 딸기이다.

다른 야채나 과일을 먹지 않고도 딸기 10여 개(50g)면 하루 비타민 C 권장량(50mg)을 초과한다.

딸기 같은 과일이 주변에 있는 데도 아직도 천연식품에 비해 흡수율이 떨어지는 비타민 C 제재를 사 먹는 것은 신기한 일이다.

또 딸기는 과일 중 참외와 더불어 가장 저칼로리이면서 당질도 적고 비교적 많은 무기질 함유식품이므로 다이어트에 적합한 과일이라고도 볼 수 있으며 체력을 증진시키고 감기를 예방하는 효과가 있다. 그래서인지 옛날부터 딸기밭이 많은 지방에 얼굴색이 고운 여인이 많다는 말이 있다.

딸기를 자주 먹으면 여름을 잘 타지 않는다고 한다. 그것은 딸기가 비타민과 무기질을 공급해 주고 몸 안의 신진대사를 도와 주기 때문이다.

딸기 음식으로는 딸기주스, 딸기편, 딸기잼, 딸기술 등이 있지만 여름철 별미로서는 딸기 화채를 빼놓을 수 없다. 오미자를 두어 번 우려낸 물에 꿀을 조금 넣고 다시 한 번 끓인 후 식힌 다음 얼음 몇 조각과 얇게 저며낸 딸기 과육을 띄워 먹으면 된다.

상큼새큼한 딸기맛과 오미자맛이 어우러져 뱃속까지 시원한 빙수는 여름을 즐겁게 하는 감로수이며 땀을 멎게 하고 해갈을 시켜 주며 더위를 쫓는 명약이다.

딸기는 성질이 매우 찬 식품이다. 따라서 열이 많은 사람에겐 여름을 물리치는 '약이 되는 식품'이다. 하지만 손발이 차고 소화불량증이 있으며 변이 무르거나 설사가 잦은 어린이는 당연히 딸기를 삼가야 한다.

삼복의 링겔 청과, 냉동 홍시

흰 눈을 뒤집어쓴 빨간 홍시감이 감나무 가지에 그냥 매달린 채로 겨울의 정취를 한껏 높여 주는 모습을 시골에 가면 종종 볼 수 있다.

홍시감은 생각보다 훨씬 더 영양가가 높다. 칼로리는 배, 포도와 비슷하고 비타민 C는 귤과 맞먹는다.

홍시는 한의학적으로 우리 몸에 들어가 서늘하게 작용하며 의외로 섬유질이 가장 풍부한 과일에 속하지만 변비에는 가장 삼가야 한다. 감은 위와 장을 튼튼히 해 주고 위의 열을 풀어 주며 숙취에 좋고 구갈을 멎게 하는 동시에 변이 무르거나 설사하는 만성 장염에 매우 효과적이다.

스트레스 많은 직업에 종사하는 분이나 공부에 시달리는 학생, 밤샘 업무나 과다한 상습적 음주를 하는 사람 중엔 위장이 약해져 가늘고 퍼지는 대변을 보거나 설사가 잦고 아침에 일어나자마자 화장실로 달려가는 분이 적지 않다.

이런 사람들에게 간식으로 먹는 하루 2~3개의 홍시는 비타민을 포함한 영양 보충과 위장 기능 강화 효과를 함께 얻을 수 있게 하는 약과도 같다. 특히 설사가 빈번한 아기는 홍시를 수저로 몇 숟갈씩 떠서 먹이면 약보다도 더 잘 듣는 때가 많다.

홍시감을 냉장고에 한 이십여 개 냉동시켜 두자. 냉동 홍시감은 대변이 시원찮은 이들에게는 일 년 내내 최고의 간식이 된다.

특별히 여름철에 먹는 냉동 홍시맛은 어떤 아이스 샤배트보다도 달고 시원하며 맛있다. 하지만 냉동 홍시감 역시 설사를 멎게 하는 효과가 있다.

한여름 최강의 스태미나 식품, 삼계탕

매년 삼복이 되면 남녀노소 구분 없이 최고의 각광을 받는 대표적 별미 음식은 바로 삼계탕이다.

닭고기 전통요리는 닭볶음, 닭튀김, 닭찜, 닭백숙, 닭죽 등 아주 많지만 역시 닭고기는 탕으로 요리해야 제맛이 나고 또 약으로서의 효과도 탕으로 했을 때 가장 좋다.

삼계탕에 들어가는 닭은 생후 100일 이내의 어린 약병아리가 좋은데 이걸 영계라 부른다. 경험방에 의하면 영계는 생후 백일 전후엔 수컷이 맛이 좋고 좀더 크면 암컷 맛이 더 좋다 한다.

대개 민간에서는 닭의 내장을 꺼내고 깨끗이 씻은 후 뱃

속에 미리 물에 불린 찹쌀을 넣고 쏟아지지 않도록 실로 동여맨 후 삶아내는데 여기에 마늘이나 인삼 두어 뿌리를 넣어 닭의 약효를 높이는 방법을 쓴다.

닭고기는 그 성질이 따뜻하며 소화흡수율이 매우 좋고 또 자극성이 적으므로 어린이나 노약자에게 적당하다. 닭고기는 소고기나 돼지고기와 대등한 단백질을 함유하고 있는 양질의 고단백 식품인데 특히 비타민 A는 타 육류에 비해 월등히 높아서 눈이 쉽게 피로하고 시력이 약한 어린이에게 특히 좋은 음식이며 또한 인삼은 원기를 보해 주는 대표적 한약재로서 약과 같은 효과를 내는 최상의 콤비 음식이다.

삼계탕은 땀을 많이 흘려 몸이 냉해지기 쉽고 입맛과 기운이 떨어지는 여름철에 몸을 따뜻이 해 주고 소화를 도우며 기력을 좋게 해 주는, 우리 선조들의 여름을 나는 뛰어난 지혜의 산물이다.

의사가 필요없게 만드는 사과

'매일 저녁 먹는 사과 한 개는 의사를 멀리 하게 한다.'는 서양 속담이 있을 정도로 사과는 인체에 유익한 과실이다.

사과의 한약 명은 사과(沙果)인데 중초(中焦: 간, 위장 부위)의 모든 허약함을 보하고 비위(소화기)를 튼튼히 해 준다.

사과는 변비엔 그냥 통째로 먹는 것이 더 효과가 있고 장염으로 설사를 하면 껍질째 갈아 즙을 내어 먹으면 잘 듣는다. 특히 이렇게 갈아서 짜낸 즙은 어린이의 복통, 설사, 이질, 소화 불량증 및 감기, 콧물, 기침 등의 호흡기 증상 등에 다른 음식을 주지 말고 이것을 자주 먹이면 자연치유력을 높여주어 며칠이면 좋아지는 경우도 많다. 단 위궤양의 경우엔 삼간다.

일본의 한 연구에 의하면 사과를 많이 먹는 지방일수록 고혈압 환자가 적고 쌀밥과 지나친 육식, 그리고 과도한 염분을 섭취하는 지방에 사는 사람일수록 고혈압으로 죽는 사망률이 높았는데 하루 사과를 3개 이상 먹은 사람들은 확실히 혈압이 낮았다. 그것은 사과 속에 함유돼 있는 칼륨의 효과 때문인 것으로 밝혀졌다.

예로부터 사과가 많이 나는 지방에 미인과 장수 노인이 많다는 말이 전해 오는데 이는 상당한 근거가 있는 말이다. 왜냐면 사과에는 미네랄과 비타민을 비롯한 풍부한 영양소가 고루 함유돼 있고 허약한 몸을 보해 주며 위장을 강화시켜 주기 때문이다.

성인병 예방과 건강 장수를 위해 올 가을엔 매일 사과를 1개 이상 먹자.

밭에서 나는 삼, 무

식탁의 콤비인 무와 배추는 먹으면 먹을수록 몸에 이로운 몇 안되는 식품 중 하나이다. 그래서 옛 사람들도 무를 일컬어 밭에서 나는 삼이라 일컬어 왔다.

무는 맛이 달면서도 맵고 성질은 약간 서늘한데 요리하면 차지도 덥지도 않은 식품이 된다.

무는 그 씨와 뿌리가 모두 소화를 돕고 가래를 삭히며 흥분하여 상승하는 기를 내려 주고 해독 작용이 우수하여 급·만성 소화 불량증과 가래가 심한 기침, 코피 등의 출혈, 당뇨의 구갈, 이질, 장염, 두통, 약물 중독, 숙취 제거 등에 고루 사용된다.

무 껍질엔 무 속보다 2배 이상 많은 비타민 C가 있고 잎엔 비타민 A, B, C가 고루 들어 있다. 또 무엔 디아스타제 가락타제 등의 효소가 듬뿍 있어 음식의 소화 흡수를 돕는다.

민간요법으로 과음 후 또는 가루 음식이나 국수류에 체했을 때 무 생즙을 내 먹으면 좋고 니코친 해독에도 효과가 있으며 구갈이 심하거나 설사가 오래 갈 때도 무즙 반 잔에 꿀 반 컵을 달여 조금씩 수시로 먹으면 좋고 독감 기침엔 무 한 개를 즙내어 생강 세 쪽, 파뿌리 세 개를 30분 정도 달인 물에 꿀과 함께 타서 먹으면 효과적인 몸살 감기약이 된다.

특히, 한약과 무를 함께 먹으면 머리가 희어진다는 말은 근거가 전혀 없는 말이다.

배추와 더불어 무값이 떨어져 농민들이 시름에 잠겨 있는 요즘, 무 같은 참 건강식품을 식탁에 올리는 주부들의 지혜가 아쉽다.

빈혈엔 대추가 최고

약방의 감초 다음으로 한약에 자주 들어가는 대추는 영양의 보고이다.

대추의 칼로리(마른 대추 234Kcal)는 식물성 식품 중 건포도 다음으로 높다. 또한 말린 대추는 당질이 무려 100g당 58.3g을 함유하고 있고 철분도 11.4~24mg에 이르러 식물성 식품 중 최고치의 철분과 당질이 들어 있다.

그러기에 대추는 한방에서 피와 기를 보해 주는 대표적 약재로 사용되어 왔다. 특히 생 대추는 제주산 귤의 2배가 넘는 비타민 C(71mg)를 함유하고 있어 뛰어난 영양 식품이다.

말린 대추는 맛이 달고 따뜻한 성질이 있으며 주로 비위에 작용한다. 대추는 모든 약을 조화시키고 다른 약의 독성을 완화시킨다. 따라서 몸이 허약한 어린이나 노약자, 산후 허약증 및 병후 조리기에 상복하면 좋고 건강한 사람이 차로 자주 마시면 양생에 도움이 된다. 또 정신력을 강하게 하고 신경쇠약을 치료해 주기도 한다.

최근 연구에 의하면 대추는 간을 보호하는 작용이 있고 체중을 늘리며 근육을 튼튼히 만들어 주는 효과가 있는데 재생불량성 빈혈, 혈소판 감소성 자반증, 철결핍성 빈혈, 과민성 자반증 등에 두루 응용되고 있다. 또 대추는 미나리와 함께 달여 먹으면 콜레스테롤은 낮추고 혈청 단백질은 증가시킨다.

기침이 심할 때 큰 대추 10개를 씨를 빼고 우유 1컵으로 끓여 대추와 우유를 함께 먹고 마신다. 또 빈혈엔 대추 10개와 멥쌀로 죽을 쑤어 수시로 먹는다.

대추는 영양이 매우 풍부하여 어린이와 노약자의 간식으로 아주 적당한 식품이다.

●대추는 피와 기를
보해 주는 대표적 식품이다.

가을의 진수, 배

예로부터 배는 '하늘이 내린 감로음'이며 '백과의 우두머리'라는 칭송을 들어 왔다. 그만큼 풍미가 그윽한 과실이며 몸에 이로운 과일이어서 이름도 '이롭다(利)'와 '나무(木)'가 합쳐진 '梨(배)'이다.

배는 폐를 윤택하게 하고 가래를 삭히며 기침을 가라앉게 한다. 또 후끈 달아오르는 화를 내려 주고 심장의 열을 식혀 주며 소화를 돕는 작용과 주독을 풀고 종기를 치료하는 효능이 고루 있다.

그래서 기관지염으로 기침 가래가 끓으면서 구갈이 있고 목이 쇠며 감기로 열이 나거나 눈이 붓고 아프면서 목구멍이 아프고 토하는 증세 등에 응용된다.

또 배는 소화 작용을 돕는 효소가 있어 흔히 고기 요리를 먹은 후 디저트로 내놓거나 샐러드로 하여 먹는다. 또한 음식의 맛을 좋게 하는 작용이 있어 김치나 다른 음식물의 조미료로 들어가기도 한다.

배는 최근 급성 기관지염, 만성 인후염, 고혈압, 폐결핵, 심장병, 간염 및 간경화 등의 질환에 보조 식이 요법으로 응용되고 있다.

배의 민간요법 몇 가지를 소개한다.

감기로 열이 있을 때 배 즙을 짜서 그 즙으로 죽을 쑤어 먹이면 효과가 있다. 가래가 많은 기침에 배 즙과 생강즙을 2:1로 섞어 꿀을 타 마신다.

목이 심하게 말라 하는 어린이는 배 즙을 내어 꿀을 적당히 섞은 후 불에 달인 다음 보관해 두고 수시로 생수에 타서 먹이면 효과가 있다.

단 배는 성질이 차므로 배가 아프고 설사가 잦은 사람은 피하는 게 좋다.

홍화씨

　'홍화씨가 아이들 키 크는데 좋다면서요?' 라는 질문을 자주 듣는다.

　홍화는 붉은 색의 아름다운 꽃을 피우는 '잇꽃'을 말한다. 홍화꽃은 한의학적으로 혈액순환을 좋게 하고 피를 깨끗이 하는 효과가 있다. 따라서 여성의 생리가 나오지 않거나 자궁 근종 또는 어혈(혈액순환 장애)로 인한 복통, 중풍, 심장병 등에 응용된다.

　반면 홍화씨(잇꽃씨)는 그리 흔하게 사용되지 않는다. 다만 주치 작용은 홍화꽃잎과 동일하다.
　특히 임상이나 문헌상에서 홍화의 꽃잎이나 씨를 어린이

성장에 응용한 기록은 없다. 따라서 응용에 신중을 기해야 한다. 또 홍화는 소량씩(5~6g 이하) 사용해야 하며 과량씩 사용하면 오히려 소화 장애나 빈혈 등의 부작용을 초래할 수 있다. 또한 어떤 단방약이나 음식물 한두 가지로 성장을 촉진시킬 수 있는 방법은 없다.

또 한 달 전 프랑스에서는 감염된 성장 호르몬을 어린이들에게 투약하여 큰 문제가 된 적이 있는데 그 안전성도 문제지만 성장 호르몬의 분비가 잘 되지 않는 어린이에게만 적용이 가능하다.

한방에서의 성장치료는 체질이나 건강에 따라 3~6개월 정도의 시간이 필요하며 상당한 효과가 있다.

근래 한국인 신장이 20~30년 전에 비해 무려 10센티 이상 훌쩍 커졌다. 그 이유는 단 한 가지, 영양상태가 좋아졌기 때문이다.

성장에 좋은 식품은 정작 자주 접하는 단백질과 칼슘이 풍부한 두부, 콩, 멸치, 잡곡밥 등이며 더불어 과일, 야채 등을 골고루 충분히 섭취하는 것이 곧 성장의 비결이다.

어린이 간식으론 땅콩이 우수

흔히 심심풀이 간식쯤으로 여기는 땅콩은 빼어난 건강식품이다.

한의학적으로 땅콩은 비위(소화기)를 강화하고 기관지와 폐 계통을 튼튼히 해 주며 가래를 삭히고 인후를 시원하게 도와주는 효능이 있으면서 자양 강장 작용이 있다.

땅콩의 이명(異名)은 '장생과(長生果)'이다. 그러면 땅콩이 장수 식품으로 옛 사람들에게 인정 받은 이유는 무엇일까.

먼저 땅콩은 잣, 호두 등의 견과류와 모든 콩류에 비해 월등히 많은 양질의 단백질(23.4g)을 함유하고 있다. '라이

신'은 쌀, 밀, 옥수수보다도 3~8배씩이나 들어 있는데 어린이의 지력(智力)을 향상시키고 인체가 빨리 노쇠하는 것을 막아 준다. 또 '그루타민산'과 '아스파틱산'은 뇌세포 발육을 촉진시키고 기억력을 증진시킨다.

주성분인 지방 성분도 그 80% 이상이 인체에 유익한 불포화 지방산인데 피부가 건조하거나 피부에서 비늘 같은 것이 잘 일어나는 이들에게 좋다. 또한 비타민 B1, B2도 비교적 많이 들어 있고 칼슘도 돼지고기와 소고기의 2~11배나 들어 있다.

특히 혈액순환에 좋은 비타민 E와 F의 하루 필요량은 땅콩 10여 개면 거뜬히 해결되므로 따로 비타민 E 제재를 먹을 필요가 없다. 최근엔 땅콩의 지혈작용도 밝혀져 혈우병이나 코피 등의 각종 출혈에도 응용되고 있다.

과연 땅콩은 노약자나 어린이에게 약과 같은 식품이라 할 수 있다. 장이 건조하거나 무력해서 생기는 어린이나 노인성 변비에는 땅콩을 하루 20g 이상 수시로 꾸준히 먹으면 대개는 좋아진다.

성인병 예방엔 단연 양파

　양파 값이 폭락하고 판로가 끊겨 재배 농가가 큰 타격을
받고 있다. 물론 외국산 양파의 다량 수입도 한 원인이다.
하지만 성인병의 치료 및 예방과 노화 방지에 양파만큼 뛰
어난 건강식품도 드물다는 것을 잘 모른다는 것이 더 큰 이
유일 것이다.

　한약 명이 옥총인 양파의 외피에는 '켈세진'이란 성분이
있어 굳은 혈관을 부드럽게 만들어서 혈관의 확장과 수축을
원활하게 해 주는 작용이 있다.
　따라서 30대부터 양파를 자주 먹으면 40대 이후에 잘 발
생하는 고혈압과 동맥경화를 예방하는 효과를 얻을 수 있으
며 50대 이후의 중풍을 미연에 방지할 수 있다.

또한 혈액응고를 막아주는 작용도 있어 협심증이나 혈전증의 경우엔 생으로 장복하면 좋다.

양파는 또 피로회복에도 효과가 있는데 이는 양파의 '알리신' 성분이 비타민 B1과 결합하여 지속성 활성비타민인 '알리아민'이 되기 때문이다. 이 성분은 또 소화를 촉진시키고 입맛을 돋우기도 한다.

또한 양파는 예로부터 대머리의 예방식품으로 애용되어 왔으며 항 알레르기 작용이 있어 기관지천식, 두드러기 등에 일정 기간씩 상용하면 증상 억제 및 치료효과가 있다.

양파를 매일 식탁에 올리는 것만으로 중풍, 고혈압, 동맥경화, 심장병 등의 대다수 성인병에 예방 및 치료 효과를 얻을 수 있다는 사실은 정말 대단한 일이다.

단, 위궤양이나 위산과다증이 있는 사람은 양파를 날로 먹지 말고 열을 가해 요리해 먹어야 한다.

남편 정력엔 음양곽 차를

요즘에도 백양사 근처에 가면 음양곽이란 약초를 볼 수 있는데 양들이 이것을 먹으면 지칠 줄 모르고 교미를 한다.

음양곽은 줄기 하나에 가지가 셋 달렸고 그 가지 하나에 타원형의 잎이 3개씩 붙어 있어 삼지구엽초라고도 부르는데 잎과 뿌리를 주로 쓰며 양 뿐만 아니라 사람에게도 유사한 효과가 있다.

즉, 음양곽은 남성 호르몬 유사 작용이 있어 최음작용이 강하며 정액 생성을 촉진시키고 성욕을 항진시키는 작용이 있다.

한방에선 간과 콩팥 기능을 강화시키고 근골을 튼튼히 해주며 발기가 잘 안되고 소변이 잦으면서 허리와 무릎이 약한 증상에 많이 응용한다. 따라서 임상에서는 정력 및 성욕 감퇴, 불감증, 정충부족으로 인한 불임, 여성 냉증 등에 두루 사용되며 그 외에도 거담 진해 작용이 있어 만성기관지염에 쓰이기도 한다. 또한 혈압강하 작용이 있어 고혈압에도 효과가 있고 신경쇠약에도 유효하다.

허리와 무릎이 자주 쑤시거나 정력이 감퇴되어 성욕이 없고 양위증이 있는 사람은 잘 건조된 음양곽을 건재 약방에서 구입하여 하루 10~15g씩 약 40~50분 달여 물이 반으로 줄면 2~3차례 나눠 차처럼 마신다. 장복해야 효과가 있다.

또 손발이 차고 자주 저리는 사람들은 음양곽주가 좋은데 음양곽 500g에 소주 1.5L를 붓고 밀봉했다가 1~3개월쯤 지나 한 번에 20~30ml씩 반주로 마시면 된다.
단 침이 자주 마르거나 얼굴이 자주 달아 오르는 사람은 삼가는 것이 좋다. 또 쉽게 발기되는 사람도 피해야 한다.

●음양곽은
성 기능을 강화한다.

뜨거워도 시원한 바지락 조갯국

　뜨거운 바지락국이 올라온 밥상 곁에 앉으면 종종 듣게 되는 말이 있다. "거참 시원하다" 하는 말이 그것이다. 펄펄 끓는 국물을 마시면서 우리 같이 "시원하다"고 표현하는 민족은 아마도 드물 것이다.

　그러나 여러 국물 중에서도 특별히 바지락 조개국이 더욱 시원한 것은 그 담백하고 개운한 맛과 더불어 바지락은 우리 몸 안에 들어가 찬 성질을 발휘하기 때문이다.

　유명한 한약물학책인 〈본초강목〉에 나온 바지락조개의 효능은 다음과 같다.
　'바지락조개는 오장을 윤택하게 하고 구갈을 멎게 하며

위장 기능을 좋게 해 주며 숙취에도 좋은 효과가 있다. 또 오래된 병에 추웠다 더웠다 하는 증상과 부인의 자궁병에도 좋은데 마땅히 삶아 먹어야 한다.'

바지락의 주 성분은 단백질이며 다른 해산물에 비해 칼로리와 지방성분은 아주 적은 반면 철분은 비교적 많고 칼슘은 상당히 많은 량이 함유되어 있다. 따라서 바지락은 남자들의 간 보호용(숙취 제거용) 안주와 빈혈이 있는 여성들의 다이어트식품, 성장이 늦은 어린이의 영양간식으로 매우 알맞은 식품이라 할 수 있다.

예전부터 '황달병엔 조개국이 최고다'란 말이 있는데 실제로 조개국을 오래 끓여 먹고 황달이 나은 사람도 있다. 성질이 서늘한 고단백 식품이기 때문이다.

바지락조개는 속이 덥고 번열이 쉽게 나는 소양인에게 좋고 몸이 허(虛)해서 손발바닥만 뜨거운 허열(虛熱)에도 역시 도움이 된다. 뿐만 아니라 풍부한 철분은 빈혈에, 다량의 칼슘은 어린이와 노인의 뼈에 효과적이므로 노약자의 영양간식과 주 반찬으로는 안성맞춤인 식품이라고 볼 수 있다.

위궤양엔 찹쌀밥

한때 인절미를 비롯한 찹쌀떡은 가장 고급의 간식이기도 했지만 요즘 아이들에겐 핫도그나 햄버거를 비롯한 각종 스낵에 밀려 그 인기가 예전만은 못한 듯하다.

찹쌀로 밥을 해 먹으면 속을 따뜻하게 해 주어 몸을 뜨겁게 만들고 대변을 굳게 한다. 기를 증진시키고 설사를 멎게 하며 곽란 후 구토와 설사가 그치지 않는데도 효과가 있다.

위장을 따뜻이 해 주어 소화기가 허약하고 냉하여 일어나는 복통설사와 이질에 쓰며 소변이 너무 잦을 때 소변을 줄여 주고 땀이 너무 많을 때 땀을 수렴시켜주는 작용이 있다.

흔히 세간에서 위장병이 있을 때 찹쌀밥을 권하는 경향이 있는데 대개는 효과가 있지만 오히려 해로운 사람도 있다.

찹쌀은 멥쌀보다 차지고 끈기가 있어 위궤양 등에 적절히 섞어 밥을 해 먹으면 위벽을 보호해 주는 효과가 있고 또 쉽게 허기가 지지 않도록 하여 공복의 속쓰림도 감소된다.

그러나 위장 자체가 무력하여 위하수, 위무력증, 위운동 부족증 등이 심한 경우에는 찹쌀을 과도히 먹을 경우 오히려 소화불량과 포만감 및 트림, 식곤증에 시달리게 되니 주의해야 한다.

또 찹쌀은 위와 같은 이유에서 어린이의 병엔 과량섭취시 위장부담을 줄 수 있으며 변비가 생기게 하므로 삼가는 것이 좋다.

양약은 어떤 병이나 증상에 체질을 떠나 모두에게 일정한 효과가 있는데 식품은 오히려 잘 맞지 않는 사람에겐 별 효과가 없이 부작용(?)만 나타나게 한다. 따라서 찹쌀 하나라도 남이 먹고 좋았다 해서 무조건 계속 따라 먹지 말고 자신의 신체상태를 면밀히 점검해보고 결정하는 것이 좋다.

어린이들에게 최적의 육류, 닭고기

닭은 한의학적으로 볼 때 맛은 달고 몸에 들어가 나타나는 성질은 따뜻한 식품이다. 아울러 기를 보충해 주고 비위(소화기)를 따뜻이 만들어 주며 정(精: 호르몬)을 잘 생성케 해 주는 동시에 골수를 채워 주는 음식이다.

닭의 약으로의 쓰임에는 당연히 암수의 구별이 있다. 물론 암수에 모두 기혈을 보해 주는 작용이 있지만 수컷은 양(陽)에 속하며 기(氣)를 더 보해 주고 암탉은 음(陰)에 속하면서 피를 더 잘 보해준다.

닭은 또 닭털의 색에 따라 그 효과에 다소 차이가 나는 것으로 본다. 흰 닭은 폐에 좋고 검은 닭은 신장에, 붉은 닭은 심장에, 누런 닭은 위장에 더 도움이 되고 색 구별 없이 간에는 모두 좋다.

닭도 다른 음식과 마찬가지로 그 부위에 따라 먹으면서 약 같은 효과도 함께 얻을 수 있다. 닭 간은 간과 콩팥을 보강해 주고 눈을 밝게 해 주며 닭의 내장은 유정과 야뇨증에 효과가 있고 닭의 심장은 심장을 보해 주고 정신을 안정시켜 준다. 또 닭의 피는 신경통과 혈액순환장애를 호전시켜 준다.

특별히 닭의 모래주머니(위) 안에 있는 내막을 계내금(鷄內金)이라 하는데 위장의 소화기능을 강화하고 위장의 염증을 비롯한 각종 소화기질환에 뛰어난 효과가 있어 자주 사용된다.

닭고기는 그 종류를 막론하고 허약체질의 어린이, 쇠약한 노인, 몸이 마른 사람, 식욕부진, 목마름이 있고 몸이 붓는 사람, 부인의 하혈, 산후의 철결핍성 빈혈, 병후의 회복 등에 모두 뛰어난 약이 되는 음식이며 특히 어린이들의 간식으로 빼놓을 수 없는 식품이다.

다만 매번 인스턴트화된 닭 요리만을 먹이는 것은 바람직하지 않고 엄마가 직접 요리할 때 영양가와 신선도가 높아질 뿐만 아니라 유해한 식품 첨가물 등의 우려로부터 벗어날 수 있다.

닭고기는 여름철 개장국과 더불어 쌍벽을 이루는 보신 스태미나 식품이다. 그러나 공교롭게도 두 식품 다 여름철 땀을 과도히 흘리고 찬 음료를 많이 먹어 속이 허냉(虛冷)져서 금가기 쉬운 여름건강을 유지시켜 줄 수 있는 열성(熱性)음식이다.

따라서 속이 덥고 번열이 나는 소양인 체질의 사람들은 삼가거나 자주 먹지 않아야 한다. 어쨌든 닭고기는 성장기의 어린이들에겐 보약과도 같은 마땅한 식품이다.

또한 성인들에게도 여름에 먹는 삼계탕 몇 그릇은 삼복을 견딜 원기를 거뜬히 보충해 준다.

머리를 좋게 하는 호두

투둘투둘 주름 잡힌 생김새가 마치 인체의 대뇌와도 닮은 호두는 콩팥(비뇨기계통), 폐(호흡기계통), 대장 등의 기능을 강화시켜주는 식품이며 노화 예방에도 효과가 있다고 알려져 있다.

최근 연구로 밝혀진 바에 따르면 호두는 혈압을 하강시키는 작용이 있다. 그럼에도 불구하고 예로부터 호두를 많이 먹으면 기가 위로 솟구쳐 올라 코피가 터진다고 전해질 만큼 스태미나가 붙는 음식이다.

그래서 한방에선 과실류 중에서도 대표적인 보신(補腎: 스태미나 강화)식품으로 호두를 친다. 호두는 그 맛이 달고 성질은 따뜻한 음식이며 독은 없다.

한의학에선 그 뿐만 아니라 호두를 폐의 기를 도와 주고 허약해서 오래도록 잘 멎지 않는 노인성 기침과 숨 가쁜 증상, 그리고 장이 건조해서 일어나는 변비, 신장 결석 등에 응용해 왔으며 습진, 피부 가려움증 등에 살짝 볶은 후 찧어서 외용하기도 한다.

호두는 비타민 B1, B2, E 뿐만 아니라 고기보다도 많은 단백질, 지방과 칼슘, 인, 철 등을 고루 함유하고 있어 영양가와 칼로리가 매우 높은 식품이다.

그래서 정월 대보름날 아침 호두를 까면 그 해 부스럼을 앓지 않는다는 말은 일리가 있다. 부스럼은 허약할 때 많이 나는 것이므로 먹을 것이 별로 없던 과거, 정월에 먹는 호두는 복날의 보신탕과 같은 역할을 충분히 하고도 남기 때문이다.

호두는 그 고소한 맛이 일품이다. 우유나 계란을 뛰어넘는 영양가는 과식을 할 때 간혹 비만의 우려를 갖게 하지만 아무튼 자양강장의 효과를 갖는 식품으로서의 보약은 이만한 것이 드물다 할 수 있다.

그러나 호두도 복통, 설사, 이질, 만성소화불량증이 있는 경우나 열이 있으면서 가래가 끓거나 피가 섞인 가래를 뱉는 기침 등엔 삼가야 한다.

노약자 최고의 영양 간식, 잣

"백 일을 먹으면 몸이 가벼워지고 3백 일이 되면 5백 리를 걸을 수 있다. 곡식을 끊고 오래 먹으면 신선이 된다."

이상은 「성혜방」이란 한의서에 나오는 잣에 대한 평이다. 좀 과장은 되었지만 잣이 건강에 매우 유익하다는 것을 십분 강조하고 있다.

잣은 노인성의 오래 가는 기침과 어린이의 몸이 차면서 잘 낫지 않는 기침, 그리고 호두와 마찬가지로 장이 건조해 생기는 변비에 효과적이다.

잣은 특히 여성의 피부를 윤택하게 만들며 요통과 팔다리의 신경통을 치료하고 식은 땀을 멎게 할 뿐만 아니라 신경 쇠약으로 인한 불면증과 정력보강에 응용되어 왔다.

잣도 호두에 육박하는 풍부한 양질의 단백질과 지방을 함유하고 있으며 비타민 B군을 비롯한 각종 영양소가 풍성하다. 그래서 허약자나 음식 섭취가 불충분하기 쉬운 어린이나 노인들에게는 우수한 영양 간식이 된다.

하얀 입쌀밥을 키워 놓은 듯한 뽀얀 잣을 보면 그냥 군침이 돈다. 또 그윽한 향미는 죽으로 만들어 놓았을 때 더욱 강해진다.

잣죽은 산후 및 병후 회복, 노인과 허약한 어린이 간식으로 아주 좋으며 건조한 피부, 마른기침, 습관성 변비 등에 고루 효과적인 음식이다.

만드는 법은 먼저 멥쌀 50g에 적당량 물을 붓고 죽을 쑨 후 잘 찧은 잣 50g을 넣고 다시 은근한 불로 죽을 완성한 후에 꿀을 조금 첨가해서 하루 세 차례 공복에 먹는다.

기침엔 잣 50g, 호두 50g을 잘 찧어 고약같이 만든 후 꿀 30g을 섞어 식후에 5~7g씩 먹으면 효과가 있다.

천식이나 기침엔 잣 50g과 복숭아씨 50g을 찧어 고약처럼 만든 후 꿀 30g으로 반죽하여 병에 담아 놓고 매 식후 큰 숟갈로 하나씩 따끈한 물로 먹으면 점차 호전된다.

변비가 심한데는 잣을 찧은 것에 꿀을 섞어 매 식후 한 숟갈씩 먹으면 좋다.

경풍과 간질엔 매일 3회 식후마다 따끈한 물로 잣 4~7g 씩을 먹으면 치료에 도움이 크다.

조로(早老)를 예방하고 정력을 증진시키면서 매끈한 피부와 검은 흑발을 유지하려면 잣을 술에 하룻밤 담근 후 황정즙에 하루를 더 담근다. 이것을 말려 약간 볶은 후 매 식전 공복에 약 10g씩 3개월 이상 먹으면 대단한 효과가 있다.

그러나 잣 역시 변이 무르고 설사가 잦거나 복통, 소화불량증이 빈번한 사람은 삼가는 것이 좋다.

● 잣죽은 산후 및 병후 회복, 노인과 허약한
어린이 간식으로 아주 좋다.

써도 단 고들빼기

'고들빼기' 하면 언뜻 소태처럼 쓴 맛이 연상된다. 채소 중에서 가장 쓴 고들빼기는 그래서 한방에선 쓸 고(苦)자가 붙은 고채라 불린다.

대개 쓰면 약으로 먹을 뿐인데 고들빼기김치의 쓴 맛은 입맛 없을 때 구미를 돋구는 별미요, 오히려 그 맛을 느끼려고 먹게 되는 독특한 음식이다. 블랙 커피의 쓴 맛과 고들빼기김치의 쓴맛은 좀 차이가 있긴 하지만 쓴 맛이 없다면 그 진가가 없어지는 기호식품이라는 면에서 볼 때는 동일하다.

고들빼기는 오장을 비롯한 내장기능의 사기(邪氣: 해로운 기운)를 없애며 위의 기능을 강화시켜 주는 음식으로서 오래 먹으면 심장을 안정시키고 기를 이롭게 해주면서 머리를 맑게 하고 몸이 가벼워져 눕고 싶은 마음을 없애 주면서 기를 늘려 주고 노쇠현상을 막아준다. 또 피와 장의 열을 없애 주고 구갈을 해소시킨다.

그 외에도 한방에선 소변에 피가 섞여 나오는 혈뇨와 피가 보이는 임질 그리고 혈액 순환장애와 목이 쇠면서 붓고 아픈데, 입 안이 허는 구내염 등에 사용해 왔다. 특히 그 뿌리는 적백(赤白)이질과 뼈속이 찌는 듯 뜨겁고 통증이 있는 증상 등에 응용해 왔다.

또 고들빼기의 꽃은 속열을 없애 주고 심장과 마음을 진정시키는데 응용된다.

고들빼기의 주치효과는 육식을 많이 하고 속열이 많으며 고혈압, 동맥경화, 심장병 등의 성인병에 시달리는 현대인에게 상당히 잘 어울린다고 할 수 있다.

아무튼 이런 치료 효과와는 별개로 고들빼기는 그 쓴 맛이 달아 음식으로 밥상에 오르게 된다.

같은 쓴 맛의 채소라도 대개 씀바귀는 데쳐서 나물을, 고들빼기는 김치를 담궈 먹는다. 민간에서는 여름에 더위를 타지 않기 위해 여름에 고들빼기를 즐겨 먹는다.

고들빼기는 기(氣)를 증진시키고 피의 열과 장의 열독을 풀어주고 위를 강하게 해 주는 효과가 있다. 또한 속열이 있어 몸이 뜨겁고 더위를 잘 타는 사람이나 소양인, 고혈압, 심장 및 혈관질환자에게는 좋은 약이 되는 음식이다.

그러나 손발이 차거나 위장이 냉하여 대변이 무르고 설사가 잦은 사람은 삼가는 것이 좋다.

고들빼기는 그 쓴 맛과 찬 성질 때문에 계절적으로는 봄과 여름에 더 이로운 식품이며 몸이 따습고 체질이 강한 양적인 사람일수록 더 적당한 음식이라 할 수 있다.

구수한 전통의 맛, 고사리

옛 사람들은 봄이 오면 산에 올라 고사리를 비롯한 산채(山菜)와 꼭 필요한 한약재를 제때 구해다가 신선한 나물도 해먹고 엮어 달아 매어 건조시킨 후 필요할 때 반찬이나 약으로 요긴하게 썼다.

고사리의 뿌리에는 전분이 상당량 함유되어 있어 8~9월이 되면 고사리 뿌리를 캐어 이 뿌리에서 전분을 취하는데 이것을 고사리 분(궐분: 厥粉)이라 한다.

궐분은 비교적 질이 좋은 전분으로서 이것으로 떡을 만들면 칡 가루떡과 비슷하면서도 오히려 끈기가 더 있는데 약과의 재료로도 쓰인다. 뿌리의 껍질도 벗겨서 먹는데 색이 엷은 자색으로 맛도 좋다.

그런 이유에서 고사리는 구황식물로서 백성들을 굶주림에서 벗어나게 하는 식물로 인정되어 왔다.

봄철에 뜯은 고사리는 살짝 데쳐 마늘 양념에 기름으로 볶아 나물로 무쳐 먹거나, 고사리 산적을 만들어 술 안주로 쓰기도 하고 깨를 갈은 물에 넣고 고사리 국으로 만들어 먹기도 한다. 풍미 있는 고사리 산적은 끓는 물에 데친 고사리와 양념에 잰 얇게 썬 쇠고기를 꼬쟁이에 꿰어 구우면 된다.

고사리는 쇠지 않고 대가 굵은 것일수록 맛이 있으며 많이 뜯은 고사리는 큰 솥에 데쳐내어 마른 재에 둥굴린 다음 볕에 말려 저장해 두었다가 나중에 필요할 때 뜨거운 물에 담가 재를 씻어내고 요리한다. (마른 재에 둥굴려 말리면 고사리가 연하고 부드러워진다고 한다.)

고사리가 발암 물질이 있어 해롭다는 말도 있으나 그것은 날고사리를 생으로 먹을 때의 일이다. 위에서 든 조리법에서도 알 수 있듯이 고사리를 먹을 때 예로부터 반드시 열처리를 하여 끓이거나 굽는 방법을 사용하여 왔는데 그럴 경우 독성물질이 분해되어 별 문제가 없다. 옛 문헌에서도 고사리를 생으로 먹는 것을 금해 왔다.

고사리는 그 맛과 성질이 달고 냉하며 독이 없다. 오장의 부족됨을 보해 주는 효과가 있으며 소변을 순조롭게 해 주고 몸 안의 열독(熱毒)을 풀어준다. 또한 경락과 근육, 뼈마디 사이의 독기를 없애 준다

민간에서 고사리는 많이 먹으면 이와 뼈가 튼튼해진다고 하는 말이 있는데 아마 고사리에 들어 있는 칼슘 때문인 것 같다.

그러나 고사리의 성질이 냉하므로 오래 장복하면 손발이 차고 속이 냉한 사람은 소화기능이 떨어져 배에 가스가 차고 더부룩해지며, 소음인 체질자들에게는 양기가 떨어지게 하는 경우도 있다. 또 위장에 부담을 받는 자에게는 졸음이 많이 오게 하며 어린이가 많이 먹으면 다리를 약하게 하여 보행에 지장을 줄 수도 있다.

그러므로 고사리는 몸이 냉하고 쇠약한 사람이나 어린이는 많이 먹지 않도록 한다.

하지만 우리의 입맛과 정서에 가장 잘 맞는 대표적 나물의 하나인 고사리는 앞으로도 그 역할에 조금도 손색이 없는 맛깔스런 산채라고 할 수 있다.

성인병에 좋은 옥수수

옥수수는 성인병과 각종 만성질환이 기승을 부리는 오늘날 더 더욱 그 빛을 발하는 식품이라 할 수 있다. 왜냐면 옥수수는 고혈압, 당뇨병 같은 성인병에 뿐만 아니라 간염 및 신장염에도 효과가 있는 대표적인 약이 되는 식품인 까닭이다.

옥수수의 효능을 보면 정말 만병통치와도 같다. 흔히 만병통치는 하나도 제대로 낫지 못한다는 말과도 통하지만 옥수수의 경우엔 유용한 성분을 많이 함유하고 있어 그런 효과들이 가능하다.

옥수수는 신장염으로 붓는 수종(水腫)을 없애는데 효과가 있다. 이때는 죽을 쑤어 하루 한 차례 이상 먹는다. 예로부터 옥수수는 신장을 보하는 것으로 알려져 왔다. 따라서 신장기능이 약한 사람은 주저 말고 옥수수를 상복하는 것이 좋다.

피로회복과 식욕증진을 위해서는 옥수수를 잘 볶아 분말하여 꿀이나 흑설탕 등을 첨가하여 차같이 마시면 된다.

전 세계 장수마을의 밥상에 옥수수는 단골 메뉴며 옥수수의 비타민 E는 노화방지 및 혈액순환에도 좋다. 또 신장을 강화해 주므로 정력 감퇴방지를 위해 즐겨 먹는 나라도 있다.

또 유럽의 자연요법에서는 고혈압 환자에게 매 식사 때마다 옥수수 스프를 제공하기도 한다. 또 옥수수 수염은 민간요법의 효용을 넘어 약으로서의 가치가 있으며 특히 부작용 때문에 쓸 약이 별로 없고 효과들도 시원치 않은 분야, 즉 간장과 신장의 급·만성염증에 부작용이 거의 없는 탁월한 약재로 인정 받고 있다.

옥수수 수염을 달이는 법은 약 50g 정도의 건조시킨 것 또는 80g 정도의 생수염을 물 2대접 반 내지 3대접(약 800cc)을 붓고 달여 반으로 되면 하루 두 차례 조석으로 나눠 마신다. 이 방법은 동일하게 만성신염, 고혈압, 해수, 폐결핵 등에 고루 응용된다.

평소 소화가 잘 안되고 속이 냉한 소음인 체질자들이 잘 씹어 먹지 않으면 알갱이가 그냥 대변에 나올 정도로 분해 흡수가 잘 안되는 경우도 있으니 이런 사람들은 삼가는 것이 좋다. 소화흡수를 못하면 아니 먹느니만 못하기 때문이다.

양질의 고단백 식품, 낙지

〈동의보감〉에는 낙지를 소팔초어(小八稍魚)라 했는데 물론 대(大)팔초어는 문어를 말한다.

한의학적으로 낙지는 그 성질이 차지도 덥지도 않고 맛은 달며 특별한 독(毒)은 없다.

낙지는 등불에 모여드는 습성을 이용하여 밤에 등불을 켜고 위조 낚시를 물 속에 드리우고 아래 위로 움직여 낙지를 낚는다.

낙지에 들어 있는 중성당의 주 성분은 포도당과 갈락토스이다. 낙지의 간에는 뉴클레오티드와 아데닌, 아데노신 등을 비롯한 다양한 20종 이상의 염기성분들이 함유돼 있다.

낙지 살에는 사과산 효소와 15%의 단백질, 1.1%의 지방, 비타민 B1, B2, B6와 Ca, Mg, P, Fe, k, Na 등의 성분과 17종의 아미노산도 고루 내포돼 있다. 또 콜레스테롤 함량은 320mg%이며 타우린은 341.1mg%이다.

특히 최근엔 낙지의 갑골에서 항 종양 활성물질이 있음이 밝혀져 낙지의 주가는 더 올라갈 전망이다.

〈본초강목〉에는 낙지의 한의학적 효능이 "피를 기르고 기를 이롭게 한다"고 밝혀져 있다. 그래서 민간에서는 낙지를 피가 부족한 빈혈이나 몸이 허약해져 있을 때 보양식으로 즐겨 먹는다.

원래 봄철엔 쭈꾸미요, 가을과 겨울철엔 낙지이지만 요즘에 그 때가 없는 듯하여 계절의 풍미는 좀 감소된 감이 없지 않다. 옛 문헌 중엔 낙지의 맛을 진귀하다고 표현한 곳이 많고 구하기 힘들어 약에까지 넣지는 않는다고 한 곳도 있다.

소금을 뿌려 구워 먹으면서 그 맛을 진호(珍好)하다고 평했던 옛 사람들은 아마도 산낙지를 생으로 씹는 맛은 미처 몰랐던 것 같다.

낙지는 그 풍부한 비타민, 아미노산, 미네랄 덕분에 예로부터 피가 부족하거나 기(氣)가 허(虛)한 사람들의 산후 및 병후 조리나 평소 양생 음식으로 활용되어 왔다. 그래서 흔히 삶아 먹는 문어보다도 더 인체에 유익하다고 말하기도 한다.

낙지는 씹는 맛이 독특하고 고소하며 양질의 고단백식품이다. 따라서 맛있는 요리를 하여 자주 먹으면 가족 건강에 이롭다.

그러나 특히 산낙지는 위장이 약한 사람에게 큰 부담을 준다. 평소 손발이 차고 복통이 잦거나 대변이 무르면서 변이 잦은 사람은 낙지 요리를 삼가는 것이 좋다.

쫄깃한 맛과 다이어트 영양 간식, 오징어

어린이들의 간식에서부터 사춘기 소녀들의 군것질, 어른들의 술안주에 이르기까지 넓은 연령층에서 오징어만큼 고루 친숙한 식품은 드물 것이다.

오징어는 흔히 말려서 먹지만 통조림도 하고 생으로는 횟감으로 애용되기도 하며 오징어탕, 오징어무침, 오징어구이, 오징어 젓 등으로 다양하게 요리된다.

마른 오징어는 지방(6% 미만)이 적고 단백질이 풍부(61% 이상)하며 다른 영양소도 소나 돼지고기 및 여타 생선 못지 않게 많이 함유돼 있으므로 확실히 아이들 간식이나 다이어트 식품으로 적합하다고 볼 수 있다.

오징어는 오징어 자체를 약용으로 하기도 하지만 오징어 뼈(한약명: 오적골)가 더 광범위하게 애용된다.

오징어 뼈는 희고 긴 타원형이며 납작한데 모서리는 얇고 가운데는 두텁다.

오징어 뼈를 얻는 방법은 오징어 속에서 뼈를 꺼내거나 건재약방에 가서 구하면 된다.

오징어 뼈는 흰쥐에게 일으킨 실험적 위궤양 모형에서 비타민 U와 유사한 정도의 뚜렷한 궤양 유합작용을 나타내는데, 특히 한약인 패모를 함께 쓰면 위산 중화 및 펩신의 활성을 낮추고 위산의 궤양면 자극 작용을 약화시키는 작용이 위산 분비를 억제하는 항 콜린 작용과 유사하게 나타난다.

또한 오징어 뼈의 탄산칼슘은 제산 작용을 나타내며 수산화 알미늄과 유기물질은 염증 부위의 점막을 마르게 하고 단백질을 응고시켜 보호막을 이루게 하므로 세균이 자라지 못하게 하며 수렴 및 항염증 작용을 한다.

따라서 오징어 뼈의 칼슘염은 피의 응고성을 높여 지혈에 효과가 있기 때문에 임상에서 지혈, 제산, 수렴작용을 나타내므로 위산과다, 위 십이지장궤양, 부인의 산후 출혈 및 기능성 하혈, 냉증 등에 쓰인다.

오징어같이 맛있고 쫄깃한 고단백 간식도 드물다. 또 영양가도 뛰어나다. 하지만 위장이 약하거나 태열기가 있을 땐 삼가는 것이 좋다.

여성에게 특히 좋은 복숭아

복숭아는 한의학적으로 볼 때 맛은 약간 시고 달며 몸을 덥게 하는 성질이 있다. 뺨이 불그스레하면서 윤기가 도는 소녀의 모습을 보면 복사꽃같이 예쁘다고 말한다.

그런데 간혹 폐병에 걸린 사람 중에서 그 같은 얼굴색(桃 紅色)을 띠는 경우가 있다. 헌데 그 복숭아가 폐의 기운을 이롭게 해 주고 얼굴색을 좋게 하는 폐의 과일로서, 폐 질환 에 마땅히 먹어야 할 과실인 점은 재미있다.

복숭아의 약용은 단연 복숭아의 씨이다. 단단한 외피 속 에 들어 있는 연한 종자를 한방에선 도인(桃仁)이라 부르며 상당히 중요한 약재로 꼽히고 있다.

복숭아 씨는 맛이 쓰면서도 달다. 실제 한방 임상에서 복숭아 씨는 빈번하고 다양하게 응용된다.

우선 도인은 전신의 어혈성(혈액순환 장애성)질환에 널리 쓰이고 있으나 주로 부인의 자궁병, 생리불순, 산후의 복통을 비롯한 거의 모든 증상, 손발저림증, 만성위장질환, 심한 변비, 기생충, 중풍반신불수 등의 혈액 및 혈관질환에 중점적으로 활용된다.

또 도인은 기침과 천식에도 사용되고 있다. 그만큼 도인은 혈관과 혈액질환에 두루 탁월한 효과를 보인다.

복숭아는 사과나 포도보다 비타민 C가 많고 사과나 감보다 비타민 A가 많다. 그리고 펙틴 성분도 비교적 풍부하며 잼이나 젤리로 만들어 먹기도 하고 말린 것을 장만해 두고 먹는 경우도 있다.

복숭아는 위장이 약하고 냉하면서 변이 무르거나 설사가 잦은 분들에게 여름철에 먹을 수 있다고 권할 수 있는 몇 안 되는 성질이 따뜻한 식품이다. 다만 완전히 익어서 껍질이 벗겨질 정도로 완숙된 것이 아니면 안 된다.

그러나 속이 더운 체질인 소양인은 복숭아 대신 참외나

수박을 먹는 것이 좋다. 간혹 복숭아를 먹고 알레르기증상을 보이는 사람 중엔 소양인이 많다. 또 옛부터 성질이 찬 자라와는 함께 먹지 말 것을 권유하고 있으니 참고로 한다.

복숭아는 폐가 약한 분들에겐 약이 되는 이로운 과실이며 복숭아의 씨는 부인병에 뺄 수 없는 명약이다. 올 여름엔 복숭아를 먹고 그 씨를 버리는 여성이 없었으면 좋겠다.

누구나 좋아하는 진솔한 맛, 게

'오른손엔 술잔을 들고 왼손엔 게 엄지발을 들고 술못 속에 두둥실 배를 띄울 수 있다면 일생이 족하리오만.' 이라고 읊은 진나라 '필탁' 뿐만 아니라 많은 시인들이 못생긴(?) 게를 소재로 한 시를 지었다는 것이 좀 기이하기도 하지만 그 감미로운 게맛을 생각하면 곧 수긍이 간다.

'백해선(百蟹仙)' 같은 이는 앉은 자리에서 백 마리의 게를 먹어치웠다는 이야기가 전해져 오는데 아무튼 게맛을 싫어하는 이는 별로 없을 것이다.

게는 그 성질이 서늘하고 부분적으로 약간 독(식용 외 부분)이 있다. 〈본초강목〉에 보면 게의 효능은 '맺히고 응어리진 피를 풀어 잘 순환이 되게 해 주고 모든 열(熱)을 식혀 주며 경맥에 기(氣)가 잘 통하게 해준다.'고 되어 있다. 즉, 기와 혈을 순조롭게 해 주므로 좋은 식품이란 말이다.

갑각류 중 가장 진화된 수산생물로 알려진 꽃게는 바다동물 중 가장 긴 교미 시간을 자랑한다. 성교는 9월 중순부터 10월 하순경에 행해지는데 수놈이 다짜고짜 암컷 등에 올라타 껴안고 며칠씩 암컷의 탈피를 기다린 후 암컷의 연갑내(軟甲內)에 교미를 한다고 한다. 맹수의 왕이라는 호랑이도 고작 10~15초 정도밖에 버티질 못하는데 이에 비하면 수놈 게의 정력은 알아줄 만한 것이다.

그래서 예로부터 구자십웅(九雌十雄)이라하여 9월엔 암게를, 10월엔 수게를 먹는 지혜가 강조되었는데 이때가 바로 수컷은 유정(有精)하고 암컷은 알이 있는 시기이기 때문이다.

게의 담백한 맛은 지방이 거의 없기 때문(0.05%)이며 갖은 양념을 풀어 뜨겁게 요리해 먹어도 그저 시원한 것은 그 성질이 서늘한 음식이기 때문이다. 그래서 게는 먹어도 먹어도 잘 물리지 않는다.

양질의 단백질(18.4%) 중엔 필수 아미노산이 많아서 성장기 아동들에게 매우 좋다. 저지방 고단백식품이므로 고혈압 당뇨병 비만증이 있는 분들에게도 물론 좋고 소화 흡수율도 좋아서 노인이나 허약체질자에게도 좋은 음식이 된다.

　요즘 꽃게탕을 찾는 이들이 많다. 꽃게찜을 해 놓으면 더욱 일품이다. 하지만 맛은 원래 옛것이 더 나아서일까. 민물게 또는 소위 논게를 먹던 옛맛에 비하면 바다게 맛은 아무래도 좀 처진다. 논게로 만든 게장맛이 필자의 혀끝에 아직 남아 있기 때문인지도 모르겠다.

　게 요리는 냉동된 것보다는 살아 있는 것을 쪄서 조리하는 것이 맛이 있는데 생강 간 것을 식초에 개어 찍어 먹거나 생강 간 것으로 조리하면 해독 및 게의 찬기운을 없앨 수 있어서 게 요리엔 생강을 뺄 수 없다. 한약인 소엽(蘇葉)을 겸하면 더욱 좋다. 그리고 게를 먹고 식중독이 왔을 땐 소엽즙(汁), 마늘즙, 대황 달인즙, 검은콩즙(黑豆汁) 등을 복용하여 해독을 도모했었다.

　속설에 게와 꿀을 같이 먹으면 죽는다는 말이 있는데 근거가 없는 말이다. 다만 민물게는 날로 먹을 때 간디스토마가 우려된다. 게는 우리 나라에 약 1천여 종이 서식한다는데 주부들이 가장 즐겨 찾는 꽃게는 서산 꽃게이며 그외 영덕 대개, 통영 털게 등이 유명하다. 단 게는 아토피 피부병이 있거나 피부질환이 있을 때는 삼가야 한다.

모든 식품의 왕, 멥쌀

　오곡 가운데 우두머리는 과연 무엇일까. 그것은 바로 멥쌀(粳米)이다. 영양가 있다는 콩이나 찹쌀이 아니다.

　모든 음식 중 가장 기본은 오곡이고 오곡 중 으뜸가는 것이 멥쌀이라고 옛 현인들이 일찍이 설파했음에도 멥쌀밥을 귀하게 여기고 또 건강을 위해 고맙게 생각하는 이는 많지 않다.

　옛 문헌에는 멥쌀이 〈그 맛은 달고 기(氣)는 평(平)하여 몸이 냉하거나 열이 많은 사람 누구라도 먹을 수 있는 음식〉이라 하였다. 또한 〈보익, 강장, 양생(補益, 强壯, 養生)의 훌륭한 식품으로서 매일 먹으면 오장을 이롭게 해 주고 위와 장을 두텁게 만들어 주며 진액(津液)을 보충해 주고 뼈와 근육을 강화시키며 근육과 힘줄을 튼튼히 해 주므로 무릇 양생(養生)을 원하는 자는 멥쌀을 자주 먹을 것이며 죽을 쑤어 먹으면 더욱 좋다〉고 나와 있다.

과거에는 멥쌀하면 대개는 현미였다. 그런데 도정기술이 발달하면서부터 '백미(白米)' 와 '현미(玄米)' 의 구분이 생기고 쌀은 보통 '백미' 를 의미하게 되었다.

보통 8%의 분겨를 찧어내고 92%로 정백하면 '백미' 가 되는데 이렇게 하면 쌀눈의 대부분이 떨어져나가 비타민 B1의 상당 부분이 손실된다. 그래서 백미밥은 다른 반찬과 골고루 함께 먹지 않으면 다리가 붓는 각기병이 일어날 수 있는 것이다.

현미에는 단백질, 지질, 섬유질, 칼슘, 인 뿐만 아니라 티아민(B1), 리보플라민(B2), 나이아신 등의 비타민도 더 많이 함유돼 있다. 그래서 현미식은 변비, 고혈압, 당뇨, 비만, 골다공증 등의 각종 성인병에 좋은 것이다. 다만 백미에는 현미보다 철분과 당질이 좀더 들어 있으며 따라서 현미보다 단위 용량당 칼로리가 4kcal 정도 높다.

건강을 위해서는 현미가 백미보다 확실히 권장할 만하다.

그러나 현미가 건강에 좋다고 알려지면서 모든 질환에 현미밥을 먹는 경향이 있는데 이것은 잘못된 것이다. 특히 만성소화불량증, 위무력증, 위하수증, 위궤양, 급·만성위염 등의 질환엔 현미밥이 도움이 못되거나 또는 증상을 악화시키기 일쑤다. 흔히 단식 후에 현미식을 하는 경우가 많은데 위장질환으로 단식한 후 회복식으로 현미밥을 먹고 위장병이 악화된 예는 흔하다.

현미에 함유된 섬유질은 소화되지 않고 그대로 대변으로 배출되면서 위장에서 마치 수세미 행주처럼 뱃속을 청소해 주고 다량의 수분을 함유한 채로 배설되기 때문에 변비를 고쳐준다. 그런데 이같은 장점이 위장병이나 체질이 쇠약한 사람들에게는 오히려 해로운 것이다. 따라서 위장 질환이 있으면 현미를 삼가는 것이 좋다. 일반인일지라도 현미밥은 미리 하루 이틀 물에 잘 불려서 밥을 지은 다음 밥을 먹을 땐 입 속에서 30~40번씩 꼭꼭 씹어 죽같이 된 후에 삼키는 것이 소화도 잘되고 건강에도 더 좋다.

멥쌀은 한국인의 주식이며 튀밥, 떡 등의 간식으로도 애용되는 식품이다. 멥쌀은 미국 등지에선 최근 들어 건강식품으로 각광받기 시작했지만 동양에선 예로부터 으뜸가는 곡식으로 인정받아온 지 오래다. 다만 그 진가를 알고 먹는 이가 드물 뿐이다. 한국인의 우수성도 쌀밥에서부터 우러나는 것은 아닌지 모르겠다. 결론적으로 말하면 멥쌀같이 먹을 수 있는 멥쌀만한 식품은 아직 아무것도 없으며 우리가 주식으로 먹는 멥쌀은 매우 훌륭한 식품이다.

칼슘의 보고, 멸치

'칼슘의 왕자' 라 일컬어지는 멸치는 일찍이 콩자반과 함께 도시락 반찬의 명콤비를 이뤄 온 식품이다.

멸치는 크게 대멸, 중멸, 소멸로 구분하며 세계적으로는 100여 종의 어류가 멸치과에 해당한다.

생 멸치를 건조시키면 칼슘은 무려 1,860mg%(100g당 함유량)로 상승하여 모든 식품을 망라하여 마른 멸치는 최고의 칼슘량을 지닌 음식이 된다. 또한 단백질도 64.9%(100g당)로 오른다.

또한 멸치는 비타민 A를 비롯한 비타민뿐만 아니라 빈혈에 좋은 철분과 무기질을 고루 함유하고 있다.

멸치는 정말 성분상으로 봐도 대단한 식품인 것이다.

엄마들은 대개 아이가 장기간 설사를 하거나 알레르기 체질이어서 우유를 일정 기간 먹이지 못하거나 중지하게 되면 금세 아이가 영양 부족으로 큰일이 날 것처럼 여긴다. 그런데 우유가 그렇게 실제 이상 평가받고 있는 이유는 성장에 좋은 칼슘과 단백질을 많이 함유하고 있다고 알려져 있기 때문일 것이다.

하지만 우유를 멸치와 비교하면 우열이 금방 가려진다. 우유는 칼슘 186mg%(멸치의 약 10/1에 해당), 단백질 3.0g(멸치의 약 20/1)을 함유하고 있는데 이는 멸치와 비교가 되지 않을 정도이다.(단, 이 수치는 우유와 멸치 100g에 함유된 성분을 단순 비교한 것임)

따라서 멸치는 유아들의 이유식이나 성장기 아동들의 반찬, 노약자나 갱년기를 전후한 골다공증 환자 또는 뼈가 약하다고 생각되는 분들이 식탁의 감초처럼 여기고 매일 빼놓지 말고 들어야 할 약과 같은 음식이다.

만일 멸치 전체를 조림이나 튀김으로 하여, 또는 그냥 예전같이 마른 통멸치를 고추장에 찍어 먹는 등의 방법으로 매 식사 때마다 멸치를 주된 반찬으로 섭취한다면 칼슘 제재를 따로 사서 섭취할 필요가 없어진다.

멸치에는 '글루타민산' '히스티딘' 등의 유리 아미노산이 풍부하여 멸치 국물 특유의 시원하고 진한 맛을 내주어서 입맛이 떨어진 분들의 입맛을 돋궈 주는 역할도 한다.

따라서 흔히 쓰는 인공 조미료 대신 멸치를 거칠게 분말하여 헝겊이나 용기에 담아 국에 넣고 함께 끓이기도 한다.

멸치 젓갈은 특히 나이 드신 어른들이 즐겨 드시는데 입맛을 개운하게 하고 식욕을 돋우며 소화를 촉진시켜 준다. 또 멸치 젓갈은 따뜻한 성질을 갖고 있으며 오래된 이질, 소화불량, 치질, 식욕부진, 각기 등의 증상에 응용되어 왔다.

멸치는 특별히 삼가야 할 금기가 없다. 누구나 마음 놓고 매일 식탁에서 우선적으로 선택해야 할 식품이다. 특히 성장기 아동, 임신부와 수유기 산모, 갱년기의 골다공증이 우려되는 분, 뼈가 허약해지는 노년기에는 멸치를 많이 먹을수록 좋다.

여성을 위해 태어난 쑥

　입춘, 우수, 경칩이 다 지난 산과 들녘엔 봄 기운이 가득하다. 이때는 우리 나라 어느 곳을 가도 쑥을 만날 수 있다. 봄이면 냉이나 달래 같은 봄 나물도 밥상에 오르지만 모든 나물을 통틀어 여성에게 가장 유익한 나물은 바로 쑥이다.

　단군신화에 등장하는 최초의 여자 조상인 곰이 쑥과 마늘을 먹고서야 비로소 여자가 될 자격을 얻은 것도 결코 우연은 아니다.

　쑥의 한의학적 이름은 애엽이며 그 호(異名)는 의초(醫草)라 불릴 만큼 가장 광범위하게 쓰이는 약초이자 식품이기도 하다.

쑥은 맛이 약간 쓰고 매콤한 기가 있고 우리 몸에 들어가 발휘하는 성질은 따뜻하며 간, 위장, 신장에 주로 작용한다. 비타민 A(7940 I.U.) 와 C(75mg)가 다른 채소류에 비해 훨씬 더 많고 칼슘도 비교적 많이 들어 있으며 비타민 B, 단백질, 지방, 당질, 섬유질. 회분, 인, 철분 등이 고루 함유되어 있으며 정유 성분이 있어 독특한 향기가 난다.

쑥은 혈액순환을 촉진시켜 성인병의 원인이 되는 동맥경화, 고혈압 등의 순환기 장애를 예방 및 치료해 주며 특히 여성의 생리 불순과 생리통, 기능성 자궁 하혈과 냉증 및 유산기가 있을 때 등등 거의 모든 부인병에 빼놓을 수 없는 명약이다.

또 목이 쇠한 초기 감기에 어린 쑥의 즙을 내어 하루 두세 번에 한 숟갈씩 마시면 효과가 있다.

올 봄엔 온 가족이 나들이 삼아 틈틈이 들이나 산에 나가 쑥을 뜯어 봄철 건강을 지켜 보자.

●쑥은 거의 모든 부인병에
빼놓을 수 없는 명약이다.

성 이야기

부부의 성은 거친 세상의 오아시스요, 피난처가 아니던가요?
하지만 성이 점차 부부 사랑의 중심부에 자리잡아 가면서
구태의연한 침실 문화만 가지고서는 해결할 수 없는 여러 가지 문제가
떠오르고 있습니다. 이제 성에 대한 상식과 지식이 필요한 시대가 되었습니다.
가장 즐겁고 아름다워야 할 성으로 씻을 수 없는 상처를 받는다면
그보다 더 비참해질 수는 없겠지요. 성에 대한 올바른 작은 지식 하나가
그대의 어려움을 풀어줄지도 모릅니다. 상쾌한 마음으로 읽어 보세요.

남편 살리는 여성 상위 체위

여성 상위 체위는 얼마 전까지만 해도 상상하기 힘든 망측한 자세였다. 남자는 하늘이고 여자는 땅인데 어찌 감히 여자가 하늘을 넘볼 수 있으랴…….

얼마전 영화 〈위험한 정사〉에서 여우 '샤론 스톤'이 남성 위에서 엽기적인 섹스와 살인을 할 때도 한국의 여염집 여인들은 그저 먼 나라의 일이거니 하고 쑥스러워만 했다.

그러나 최근 여성 상위 체위가 주목 받기 시작했다. 여성 해방 운동과는 별 관련이 없는, 지극히 합리적 이유에서이다.

첫째는 여성 상위가 '남편의 기를 돋우는 체위'란 점에서 이다. 2천여년 이전부터 중국의 힘 빠진 제왕들은 〈소녀경〉

등의 가르침에 따라 여성 상위의 체위를 즐겨 했다. 남편이 누운 자세에서 아내가 주도하는 성행위는 남편에게 있어서 피로 감소는 물론 신선한 느낌과 상큼한 활력소가 되는 경우가 많다.

둘째, 오계평 교수는 〈성의학〉에서 "건강에 무리를 주는 체위는 심장 박동수를 쉽게 증가시키고 특히 관상동맥질환 자에게는 심장박동의 부정맥 발생이 용이해진다. 그러나 남성이 누운 자세에서는 좌심실의 부담을 덜어줄 수 있다."고 했다. 비만하며 심장이 약하고 협심증이나 중풍의 발작이 우려되는 남편을 둔 아내는 남편의 증상악화나 복상사를 예방하기 위해서 아내가 불가피하게 주도권을 잡는 것이 좋다.

셋째, 아내 스스로에겐 클리토리스의 강한 자극으로 만족감을 더해 주고 남편에겐 최소한의 체력 소모만 하게 한다. 최근 젊은 부부들일수록 부부 성생활의 단조로움이나 권태감을 극복하기 위해 체위의 다양한 변화를 시도하는 추세이다.

사랑의 동작을 취하면서 자세만 조금 바꾸는데 불과한데 여기에 수치심을 느껴 강하게 거부하거나 죄악시하는 것은 현대를 사는 부부 매너에 어긋난다고 할 수 있다.

●여성 상위는
심장병과 복상사를 예방한다.

아내 건강 해치는 강력 입방

'생리 중엔 성관계를 어떻게 하세요?'

'저는요, 생리 땐 오히려 기분이 더 좋아져요. 제가 요구하면 오히려 저이가 도망쳐요.'

얼마전 케이블tv-여성전용채널의 신혼부부 성 상담코너에 나온 진행자와 신세대 새댁 사이에 오간 이야기 한 토막이다. 하지만 모든 여성이 이 정도로 성에 자유로운 것은 아니다.

외국에선 아내를 강간한 후 고소되고 또 재판에 지는 남편들이 종종 있다. 남편에게 당하는 강간, 이건 또 무슨 뜻인가. 특정한 상황에서 아내의 몸과 마음이 성행위를 거절할 때 강제로 욕을 보이면 타인과 마찬가지로 강간이란 죄명이 씌워진다는 말이다.

"요즘엔 퇴근 후 집에 일찍 들어가기가 무서워 일부러 술 마시고 늦게 귀가합니다." K과장은 아내가 두렵다. 회사일로 녹초가 된 남편에게 밤마다 성행위를 강요하는 K과장의 아내 역시 그 죄목은 같다 할 것이다.

부부 양측 또는 한쪽이 성행위를 해서는 안될 신체적 또는 정서적 상황에 처해 있을 때 억지로 갖는 성행위는 결국 서로의 건강을 해치고 수명까지 단축한다는 생각이 바로 한방 성의학의 기본 사상이다. 이같은 강제적 성행위를 통틀어 한의학에선 강력입방(强力入房)이라 부른다.

과로로 너무 피로할 때, 화가 나거나 속이 상하여 정서적으로 거부하고 싶을 때, 생리 중일 때, 질병 중 또는 회복기일 때, 전희가 전혀 없고 난폭하여 아내의 기분을 전혀 고려하지 않을 때, 또 습관적인 자위행위와 아직 음경에는 기별도 가지 않았는데 마음만 급하여 덤벼 드는 경우 등이 모두 그에 해당한다.

부부 중 다른 한쪽이 성행위를 거부할 땐 반드시 그만한 이유가 있다. 그럴 때 일방통행식의 강제적 성행위를 자제하고 포근한 휴식을 제공한다면 매우 현명하고 사려깊은 배우자라 할 것이다.

●억지 성행위는
서로의 건강을 해친다.

부부 사랑은 허리에서 나온다

환자 이름을 부르자마자 여러 명이 한 사내를 모로 떠메고 우르르 밀려들어와 진찰 베드 위에 올려 놓았다. 근육질로 보이는 그 남성은 고통을 참기 어려운 듯 이를 으물고 끙끙대며 엎드려만 있다.

"어제까지도 아무렇지 않았는데 오늘 아침 일어나려 할 때 갑자기 꿈쩍도 할 수 없다면서 저렇게 아프다고만 하네요."

부인의 하소연이다. 이럴 땐 우선 머리에 떠오르는 것이 방사(房事)요통이다. 문진을 찬찬히 잘 해보면 지난밤 아내가 호강했음을 알 수 있다. 수리를 받아야 할 녹슨 허리를 가지고 남편이 무리를 한 것이다.

다행히도 이런 요통은 몇 번의 침과 한약으로 쉽게 완치될 수 있지만 그 후로도 일정 기간 금욕하고 허리와 신장을 보강하는 치료를 완료해야 재발을 막을 수 있다.

한의학에서 허리는 신장계통에 속하고 성기능과 밀접한 관련을 갖는데 신장기능이 허약하면 요통이 쉽게 일어나고 성기능 또한 약해진다.

오늘날 아랍의 밸리댄스(배꼽춤)가 비록 전통 무용대접을 받고는 있지만 그 기원은 군주들의 기름진 배 위에 걸터앉은 후궁들이 군주를 위해 베푸는 성행위 동작에서 유래됐다. 배꼽을 중심으로하여 배 전체가 물결치듯 전후좌우로 파동치면서 맷돌질을 하듯 골반운동을 하는데 이는 전적으로 허리 운동에 기인한다. 다시 말해 성행위는 곧 허리운동이기도 한 만큼 쇠약한 허리로는 다양한 성적 기교를 부릴 수 없는 것이다.

허리를 강화하기 위해선 우선 체력에 맞는 적당한 운동을 일주 3~4회 이상 꾸준히 지속하여 허리의 힘줄과 근육을 단련한다. 그리고 칼슘이 많은 멸치, 우유 등의 식품을 많이 섭취하고 두충이나 우슬 같은 한방차를 자주 마시면 좋다.

허리는 인체의 대들보이자 사랑의 중요한 도구이므로 늘 정성스런 관리가 요구된다.

●허리는
사랑의 중요 도구이다.

성감대 지도를 그려라

'움직이는 성감대?'

여성을 일컫는 말이다. 효과적인 성적 자극만 주어지면 여성의 몸은 어느 곳이든 극적인 오르가슴을 일으킬 수 있는 준비가 되어 있다.

'적을 알고 나를 알면 백전백승이라.' 는 손자 병법은 부부 생활에선 '성감대' 로 통한다. 상대의 성감대를 알면 결코 잠자리에서 실패하지 않는다.

남성은 성감대가 별 문제가 되지 않는다.

물론 자상한 아내의 서비스는 남편의 만족감을 한껏 높여주지만 남성은 성감대 자극 없이도 사정에 오르가슴(극치감)이 자동으로 동반되기 때문이다.

따라서 성감대 연구는 생리 구조상 항상 늦게 달아올라 남편을 조루로 만드는, 아내의 오르가슴에 이르는 시간을 앞당기고 또 확실히 보장하기 위해 필요하다.

여성의 가장 민감한 성감대는 클리토리스, 유방, 입술의 순서이다. 유방의 애무나 키스만으로도 오르가슴을 느끼는 여성들이 있다. 환상만으로도 오르가슴을 느낄 수 있는 여성이 5~10%나 된다고 하지만 약 40%의 여성들이 클리토리스 애무를 거쳐 오르가슴에 이른다. 다만 처음부터 너무 강하게 자극하면 오히려 불쾌감을 느낀다.

중요한 것은 성감대가 사람마다 다르다는 점이다. 실로 엉뚱한 곳이 즐거운 경우도 많다. 책에서 강조한 성감대가 아내는 오히려 싫을 수도 있다.

40대 이후의 남성들(아내 감정을 존중하지 않는 세대)은 아내가 가장 기분 좋아하는 성감대가 어느 부위인지 아직도 모르는 사람이 많다.

'함께 즐기는 성'을 위해 아내만의 '성감대 지도'를 남편은 그려야 한다. 그런데 가장 즐겨 하는 성감대를 아내 도움

없이 제대로 알아내기란 사실 어렵다.

그런즉, 오늘 저녁 솔직히 물어 보자. '여보, 어느 곳이 가
장 기분 좋소?'
이것이 아내를 사랑하는 기본이다.

●여보, 어느 곳이 가장 기분 좋소?
오늘 당장 묻자.

크기와 만족도는 비례하지 않는다

　남근은 세계 도처의 토속 신앙에서 숭배를 받아 왔다. 우람한 남근은 곧 힘의 상징이자 종족 번식의 수단이었기 때문이다. 그래서인지 자신의 심벌이 작다고 생각하는 남성들은 목욕탕에서 기가 죽고 부끄러워하며 아내에게 '미안하다'고 생각한다.

　발기한 성기 크기는 고래가 3m, 말 1m, 소 90㎝ 등인데 반해 인간은 11.2㎝(미국인은 15cm)로 다소 작은 듯하지만 고릴라가 5cm인 걸 감안하면 인간은 다른 동물에 비해 비교적 큰 성기를 갖고 있는 셈이다.
　그러면 음경이 클수록 쾌감도 커질까?
　여성의 질은 연필 굵기라도 능히 부드럽게 감쌀 수 있고 또 출산시엔 아기 몸이 빠져나올 수 있을 만큼 신축성과 탄성이 매우 우수하다. 또 오르가슴을 일으킬 땐 질 안쪽 2/3가 마치 텐트처럼 부풀어오르고 특히 자궁 경부 앞은 미산부라도 직경 6~7cm 이상 넓어지므로 아무리 큰 성기라도 꽉 찰 수 없다.

또한 오르가슴을 느끼는 곳은 겨우 질 입구 쪽 1/3 정도의 부위(오르가슴대: 오르가슴시에 남성을 조이는 부위)이므로 남근의 굵기나 길이 차이는 여성의 성감에 별 영향을 주지 못한다.

단, 길이 2cm 미만의 음경인 때만 의학적으로 '단소 음경'으로 보며 발기한 남근이 4cm이면 여성이 오르가슴을 얻는데 충분하다. 그런 줄도 모르고 아내에 대한 충정(?)에서 음경에 실리콘 액이나 파라핀을 주입하여 부작용으로 곤욕을 치르기도 하고 시간이 지나면 다시 흡수될 자기 몸의 지방까지 떼내어 붙이기도 하며 또는 구슬이나 링을 삽입하는 안쓰런 남성이 늘고 있다. 그런데도 '남근이 작다'며 불평하는 아내가 아직도 있다.

남근이 작아 성적 만족감이 작다고 생각하는 부부를 상담해 보면 대개 성적 지식이나 상호 애정이 부족한 부부이다.

●발기한 남근이
4cm이면 성생활에 충분하다.

남편이여, 반성하라

'황진이'를 사모하던 이웃집 총각이 시름시름 앓더니 그만 죽어 버렸다. 바로 상사병이었다. 이성을 연모하다 뜻을 이루지 못하면 생명까지도 앗길 수 있는 것이다.

'바람을 싫어하고 몸이 권태로우며 잠깐 열이 올랐다 금세 춥고 가슴이 답답하며 얼굴이 붉고 땀이 절로 나며 간(肝)맥이 팽팽하다.' 마치 갱년기 장애 증상과도 흡사하지만 '동의보감'에 나오는 과부, 여승의 병이며 치료법도 따로 있다.
음·양이 서로 조화를 이루는 것이 삶의 본질인데 홀로 음(陰)에 양(陽)이 없으니 정욕이 발하여도 이루지 못해 일어난다. 그러나 결혼을 했다 하여 모두 다 뜻을 이루는 것(음양 조화)은 아닌 모양이다.

최근 '현대 사회와 성윤리' 라는 제목으로 발표된 이근후 교수 논문에 의하면 54.8%의 여성이 외도 욕구를 느끼며 성 문제로 이혼을 고려한 아내도 무려 20%에 달했다고 한다. 다소 충격적이지만 남편들이 놀라고만 있다면 상황은 더 악화될 수도 있다.

우리 나라에는 언제라도 남성의 성적 파트너가 될 수 있는 접객업소 여성이 지금도 2백만에 이른다. 남성들의 외도는 역사상 별 제약 없이 공공연히 이뤄져 온 셈이다. 그와 동시에 상대적으로 아내와의 섹스엔 등한히 해 온 점도 적지 않다.

가정을 지키기 위해 남편들의 반성이 먼저 선행되어야 하는 이유가 여기에 있다. 더구나 성문제로 약 20%의 여성이 이혼을 생각해 본 적이 있다는 사실은 침실에서 남편의 불성실을 짐작케 하는 대목이다.

성행위시에 아내가 오르가슴에 이를 때까지 자상하게 사랑의 언어와 애무로 시종 이끌어 준다면 아내의 성적 불만이 있을 리 없다. 그런데도 아직도 침실에서 성적인 대화가 금기시된 가정이 너무도 많다.

남편들이여, 아내의 성에 관심을 갖자. 그것이 가정을 지키는 일이다.

●행복한 성을 위해
부부가 서로 대화하자.

란제리는 바꾸셨나요?

요즘 주부들은 이리저리 요모조모 따지고 살펴서 쇼핑도 하고 저축도 하는 모습이 무척이나 아릅답다. 절약하는 지혜도 똑 소리 난다.

하지만 아껴서는 안되는 부분이 있다. 바로 여성 의상의 기초인 란제리이다. 모든 옷은 다른 사람들과 함께 즐긴다. 그러나 남편과 단둘만이 즐길 수 있는 의상은 란제리뿐이다.

즉, 브래지어와 팬티.
그런데 많은 여성들이 착각하는 점이 또한 이 부분이다. 가장 소중한 부위를 감싸고 있으며 또 가장 사랑하는 이와 둘이서만 나누는 이 중요한 부분에 대해 소홀히 지나치는 여성들은 의외로 많다.

　'끈이 낡은 팬티, 생리의 흔적이 남아 있는 얼룩진 팬티, 구멍난 팬티, 늘어진 브래지어, 레이스가 닳아빠진 브래지어, 색 바랜 브래지어, 이 빠진 브래지어 결합부……'

　남편이 봐도 오싹해지고 사랑은 저만치 십리나 도망간다.

　"아니, 여성지 보면 그렇게 예쁜 브래지어도 많더구먼, 우리 마누라는 항상 **가슴이야, 츳츳……." 남편 한숨도 나올 만하다. 비록 연애시절 화끈한 사랑으로 결혼에 골인한 커플일지라도 최상의 부부관계를 유지하기 위해선 화초에 물 주듯하는 심정으로 계속 가꿔 나가지 않으면 안된다.

　흔히 사랑은 남편 책임이라고 한다.그러나 전희는 서로의 몫이고 전희 못지 않게 중요한 침실 분위기 연출은 아내의 몫이다. 섹시한 침실 분위기 연출은 남편의 아내에 대한 관심을 높여주며 성 호르몬 분비를 도와 남편의 '성욕감퇴증'을 예방하고 성기능을 돕는 효과가 있다.

　아내여, 강한 남편을 만들기 위해 오늘 당장 란제리를 바꿔 볼 의향은 없으신지요?

●섹시한 란제리는
남편의 성욕감퇴증을 치료한다.

아내 불감증은 남편 탓

남자는 쉽게 달아올라 빨리 식어 버리는 양은 냄비와 같은데 비해 여성은 천천히 달아오르고 또 뜸을 들여야 하는 가마솥과도 같다. 토끼 같은 남편이 속도 조절을 하지 않는다면 거북이 속도인 아내는 결코 그 시간 안에 골인점(오르가슴)에 도달할 수 없다.

"… 저—, 불감증도 나을 수 있어요?"

P부인은 결혼 후 지금까지 10년 동안 단 한 번도 친구들이 말하는 그 오르가슴이란 것을 느껴보지 못했다. P부인은 자신의 성기능에 이상이 있다고 생각해 왔는데 용기를 내어 찾아 왔노라고 했다. 그러나 불감증의 원인은 정작 남편에게 있었다. 남편은 가부장적 권위주의자였으며 부부 관계시

언제나 아무런 애무나 전희도 없이 곧바로 자신의 남근을 아내에게 삽입하고 2~3분만에 일을 끝내곤 했다. 그 결과 P부인에게 성교란 단지 아프고 짜증스런 것이 되었다.

헬렌 카프란은 성교시 클리토리스를 자극 받아야만 오르가슴을 느끼는 여성이 40%이며 어떻게 해도 오르가슴을 느끼지 못하는 사람(불감증)도 10%에 이른다고 했다.

불감증은 음핵이 포피로 덮여 있거나 질 입구 근육의 탄력이 감소돼 있는 등의 해부학적 원인도 드물게 있지만 성지식의 부족과 심리적 원인이 대다수를 차지한다. 성생활에 대한 혐오감, 공포, 불안, 우울증 및 남편과의 불화나 심한 스트레스 등이 불감증의 흔한 심리적 원인이다.

앞에서 예로 든 P부인은 별다른 치료 없이 남편과 함께 성지식 교육을 받은 후 처음으로 오르가슴을 느끼게 되었다.

그렇지만 과로로 인한 심한 피로나 출산, 원기나 음기(陰氣)부족 등에 의한 2차적인 불감증은 적절한 치료를 받는 것이 필요하며 조기 치료하면 쉽게 호전된다. 오르가슴을 혼자만 느끼는 남편은 진정 아내를 사랑한다고 말할 수 없다. 아내의 불감증은 대부분 남편 탓이기 때문이다.

●성감대의 자극이 부족할 때
불감증은 나타난다.

자신의 몸매에 자신감을 가져라

음모가 없는 '백판'이라고 약혼자에게 버림받고 자살을 한 처녀 이야기가 법의학 교수 문국진 씨의 「강시 강시」란 책에 나온다. 하지만 과거 중국 제왕들은 소위 '백판'을 최고로 쳤었다.

남성들은 어려서부터 성적인 비교를 한다. 소년기엔 소변이 얼마나 멀리 나가나 서로 시합하고 사춘기에 접어들면 화장실에서 그 크기나 굵기를 비교하며 성인이 되면 또 얼마나 오래 사랑을 할 수 있는가에 대해 서로 떠든다. 목욕탕에서 은근히 곁눈질로 유방이나 몸매 비교를 하는 것은 여자들도 마찬가지이다. 하지만 남들과의 비교는 참으로 어리석다. 시대와 국경을 초월하는 절대적인 성적 아름다움이란 없기 때문이다. 요즘은 병약해도 마른 여성을 아름다움의

표상으로 여기지만 조선 민화 속의 여인들은 모두 풍만한 미를 자랑하고 있고 '모나리자의 미소'를 자랑하는 그림 속 여인 역시 넉넉한 몸매를 가지고 있다.

한때 키 큰 늘씬한 여자가 부끄러했던 때도 있었고 작은 가슴이 오히려 지적이라고 여기던 때도 있었다. 필자의 환자 중엔 가슴이 너무 커 유방 축소 수술을 받은 미국 여인도 있다.

'성의 기네스북'에 보면 발기하여 1cm밖에 안되는 음경도 있지만 무려 30cm에 달하기도 한다. 인공적으로 만들어진 부시맨여인의 소음순은 17cm나 된다.

보통 2cm 미만인 클리토스도 흑인의 경우 7.6cm 이상 되는 경우가 3~4백명당 1명 꼴이며 장장 30cm인 여인도 있다. 또 유방이 길어 어깨 위로 넘겨 젖을 빨리는 아프리카 족속도 있고 너무 작아 사춘기 이전의 젖가슴 모양인 몽고 여인들도 있다. 그러나 중요한 것은 성생활엔 모두 아무런 어려움이 없다는 것.

성기는 신체의 일부이고 성적 매력은 인간의 전체 매력 중 일부에 불과하다. 게다가 사랑은 '제 눈에 맞는 안경'이면 되는 것이다. 행복한 부부 성생활을 위해선 자신만의 성적인 개성에 대해 자신감을 갖는 동시에 배우자의 성적 매력을 자주 칭찬해야 한다.

● 자신만의 성적 개성에 대해
자신감을 가져야 한다.

남편 기 살리는 아내

　많은 남편들이 침실에서의 실수로 인해 한두 번쯤은 응징(?) 당한 경험이 있다. 그것이 비록 장난기이건 또는 심술에서이건 말이다. 침대 위에서 그만 '아차!' 하여 실수하는 날이면 아내가 잠들 때까지 좌불안석이다.

　아침부터 목욕 재계하고 하루 종일 기다린 아내를 만족 못시켜 준 죄는 인정한다치자. 그렇다고 그 후로 잠들 때까지 팽팽한 긴장 국면을 조성하는 아내의 의도는 무언가.

　아내 눈치를 살피는 남편의 기분은 말이 아니다. 하루 종일 직장에서 상사 눈치를 살피고 부하 직원들에게까지도 스트레스를 받는데 집에서도 실수하면 또 눈치밥이다.

　그러나 진짜는 다음날 아침이다. 밥상을 둘러봐도 보이는 건 냉수에 반찬은 김치 하나. 철저한 보복(?)이다. 하지만 운명처럼 감수한다. 사나이 할 일을 못 했잖는가. 출근하는 남편의 어깨는 비 맞은 생쥐처럼 축 늘어져 있다.

그러잖아도 재수 없이 세계 최고의 스트레스를 받는 40대 사망률 금메달 국가의 남성이다. 스트레스는 성기능을 떨어뜨려 발기를 억제하고 조루를 일으킨다. 거기에다 기까지 죽으면 더욱 증세는 악화된다.

남성의 그것은 매우 소심하다. 성적 자극 이외의 다른 자극을 받으면 2~3초만에도 금방 고개를 숙인다. 발기가 안될까 봐 걱정을 해도, 조루가 되면 어쩌나 조바심을 해도 금세 걱정대로 된다.

"당신 거기는 왜 그렇게 작아?" 또는 "당신 또 조루야?" 하는 한마디에 그만 기죽어 몇 년을 발기부전증이나 조루증에서 헤어나지 못하는 남편도 적지 않다.

그런데 어느 날 아침, "당신, 어제 피곤했었나 봐요."라는 말과 함께 뽀얗게 우러난 민물장어 곰탕에 진수성찬이 올라왔다면 남편은 얼마나 감격할 것인가. 어젯밤 또 실수했는데도 말이다. '사랑스런 아내여 내, 진정 분발하리이다. 믿어 주세요'를 마음 속으로 연발하지 않겠는가. 시원찮은 밤을 지샌 다음 날 아침, 남편은 반찬에 신경을 쓴다.

●기 살리는 아내는
조루를 고친다.

아내를 울리는 담배

"성 기능을 오래 간직하고 싶습니까?"
"예."
"그럼 담배부터 끊으세요."

아놀드 슈와제네거, 샤론스톤 같은 헐리우드 섹시 스타들이 담배를 피우는 모습은 멋있고 성적인 매력을 듬뿍 풍긴다. 청소년들은 그걸 모방한다. 하지만 그건 환상일 뿐이다. 실베스타 스텔론이 한 영화에서 모 회사 담배를 피우는 대가로 50만 달러를 받았다는 사실은 잘 모른다. 영화 속 흡연도 사실 그들의 사업인 것이다.

흡연은 모든 종류의 암 발생율을 현저히 높여준다. 폐암은 7배, 인후암은 5배나 높아지며 모든 암 사망자의 30% 이상이 자살인 셈이다.

최근 영국의 한 조사에 의하면 하루 흡연량이 10~20개비인 경우 자녀 암 발생 비율은 무려 31%나 높아진다. 또 하루 2갑 피우는 사람이 음주를 곁들이면 구강인두암 같은 경우 15배 이상 발암율이 높아진다.

담배의 니코틴은 음경 혈관을 수축시키고 음경 혈관의 동맥경화를 촉진시키며 발기를 일으키는 해면체 조직을 직접 파괴하기도 한다. 만약 담배를 하루 한 갑씩 20년 동안 피운다면 음경의 동맥경화 정도는 72% 정도나 나빠진다.

음경 발기나 성교 지속 능력이 음경 동맥에 피가 유입되는 속도나 그 양에 좌우됨을 감안하면 흡연은 성기능에 치명적이다. 반면 만약 골초가 담배를 끊으면 5년이 지나서야 암 발생율이 감소하기 시작하고 10년이 넘어서야 비로소 세포가 신선한 것으로 교환된다고 한다. 따라서 흡연은 술, 고혈압, 당뇨병을 포함한 그 어떤 요소보다도 부부 생활에 가장 해롭다.

새해엔 아내를 더욱 사랑하자. 그러려면 담배를 끊자. 성생활의 기본은 금연이다.

● 아내 사랑은
금연으로부터 나온다.

성 트러블은 쌍방 과실이다

섹스가 무슨 자선인가.

가끔씩 섹스를 자선처럼 베푸는 아내도 있다.

물론 그 대상은 남편이다. "으~응, 나 피곤 하니까 빨리 끝내." 벌렁 드러누워 허공을 향해 무심하게 내뱉는 아내의 말까지도 감지덕지한 듯 남편은 대답한다. "그래 그래, 염려 마."

게눈 감추듯 후닥닥 해치운 남편도 금세 돌아누워 드렁드렁 코를 곤다.

부부 섹스가 무슨 전통 의식인 것처럼 풀 코스 격식을 주장해 머리를 아프게 하는 아내도 있는 반면 "여보 아직도 멀었어?" 하며 섹스를 자기와는 아무 관련도 없는 남편 소유물로만 여기는 여성도 더러는 있다.

그런 불상사(?)는 남편의 일방통행식 성행위 때문에 이제 껏 오르가슴을 거의 느껴보지 못했거나 평소 늘 피로해 있는 경우, 그리고 남편이 양위, 조루 등의 성기능 장애가 있어 섹스에서 기대할 것이 없을 때 흔히 일어난다.

아무튼 미운 털 박힌 오리새끼마냥 섹스를 할 때면 남편은 "금방 끝낼게." 하면서 허겁지겁 해치워야 하기 때문에 섹스는 더욱 형편없어지기 일쑤다.

자녀 키우랴, 청소하랴, 가사 일에 짓눌려서일까? P과장 아내는 남편이 섹스만 신청하면 벌써 잠잘 준비부터 한다.

"여보, 살살하고 빨리 끝내……." 당부도 잊지 않는다. P과장이 혼자 달아올라 호흡이 가빠질 때쯤이면 아내는 이미 코를 곤다.

그러나 오늘만은 P과장의 장난기가 발동했다. 아내의 음모들을 정성껏 꼬아 머리처럼 땋아 놓았다. 다음 날 아침 아내는 얼굴을 붉혔고 단서를 또 하나 붙였다. "여보, 또 이렇게 하면 그땐 그거 1달씩 굶길 거야……."

'즐거운 부부의 성'을 이렇게 만든 원인 제공자는 비록 남편이지만 그걸 더 악화시킨 책임은 아내에게도 있다.

●성 트러블은 쌍방 과실이다.

성기능 장애, 예방이 최고다

발기 부전을 미연에 예방할 순 없을까?

남성 성기능 장애의 종착역은 발기가 안되는 발기 부전(양위증)이다. 최근엔 사오십 대에 나타나는 경우도 종종 있다.

물론 음경에 보형물을 삽입하여 성생활을 가능케 해 주는 수술이 있지만 '소 잃고 외양간 고치는' 격이며 또한 최후의 수단일 뿐이다.

따라서 다음과 같은 증상들이 남편에게 나타나면 즉시 관심을 갖고 상담이나 치료에 임하는 것이 좋다.

'남성이 외도를 하지 않는데도 한 달이 넘도록 아내를 거들떠보지 않는다(성욕 감퇴). 두 번에 한 번꼴로 발기가 잘 되지 않는다. 발기가 되어도 금세 말랑거려 성행위를 유지할 수 없다. 한 달 이상 조루가 지속된다. 성 관계 후엔 몸이 가뿐하지 않고 머리가 묵직하거나 전신이 노곤한 것이 하루 이상 지속된다. 사정할 때 별 쾌감이 없다.'

만약 위에 열거한 증상들이 두 개 이상 있다면 발기부전 증에 걸릴 수 있다는 적신호다. 한의학적으론 원기나 양기 가 부족된 소치이다. 그대로 방치하면 대개 노쇠 현상도 빨라진다. 이런 증상은 처음엔 일시적인 현상일 수 있다. 하지만 이런저런 핑계로 방치하면 '호미로 막을 것을 가래로도 막지 못하게' 된다.

이같은 발기부전 '전조 증상'은 직장 업무와 스트레스에 몹시 시달리거나 체력이 급격하게 감퇴된 때에 많이 나타난다. 동시에 만성피로, 권태감, 의욕 상실, 요통, 두통, 견배통, 불안, 불면증 등이 동반되기도 한다.

평소 충분한 휴식과 수면, 1주 3~4회 이상의 적당한 운동, 스트레스의 적절한 해소, 체질에 맞는 음식 섭취 및 금연, 그리고 따뜻한 부부 사랑이 있다면 발기부전은 70세 이후까지도 나타나지 않을 수 있다. 발기부전은 예방할 수 있는 것이다.

●발기 부전,
예방할 수 있다.

사랑에 투자하라

'새 술은 새 부대에'

성경 말씀이지만 부부 침실 사정에도 딱 들어맞는다. 일
년 365일 똑같은 방, 결혼 후 늘 써오던 침대와 베개, 이부
자리에서 오늘도 그이를 맞으면서 아무 감각이 없다면 심각
하다.

요즘 소비성향은 높아졌지만 잠자리에 투자하는 현명한
주부는 도대체 얼마나 될까.

인생이 80이면 침대 위에선 그 1/3인 27년을 뒹군다. 인
생의 1/3을 그이와 함께 하는 에덴 동산에 기십 만원 투자를
아까워하는 한 침실의 볼륨은 결코 높여질 수 없다.

당신의 삶에서 우선 순위가 무엇인가.

무엇이 인생에서 가장 중요한가. 그걸 따져 투자하라.

그이와의 사랑이 아직도 중요하고 앞으로도 그렇게 하고 싶다면 더 망설이지 말자. 오늘 그이와 상의한 후 한 번만 눈 딱 감고 저지르면 10년은 행복할 것이다.

베개의 색과 쿠션도 바꿔 보고 베갯속은 건강에 좋은 메밀로 교체해 보자. 그리고 솜털같이 가벼운 이불과 비단같이 보드라운 요로 바꿔 보자. 철에 따라 이부자리 색상도 바꿔 보고 벽의 그림과 장식도 갈자. 호텔에 신혼여행 온 것같이 꾸며볼 수도 있고 동화 속의 나라처럼 치장해 보기도 하라. 전문 인테리어의 도움을 받는 것도 좋은 방법이다.

왠지 누우면 피로가 풀리고 약간은 새롭고 또 가벼운 흥분으로 들뜨게 하는 침실. 하루 피로가 쌓일 때 침실이 고향처럼 그리워진다면 만점이다. 이런 분위기만으로도 성욕 감퇴증은 절로 호전될 수 있다.

'뭘, 서로 사랑하면 됐지 그깟게 무슨 필요야?' 라고 말한다면 당신의 감각이 '글쎄' 이다. 둘만의 보금자리를 꾸미는데 그만한 투자도 아깝다면 당신 부부의 금실이 '글쎄' 이다.

부부 사랑 그것, 아무렇게나 되는 게 아니다.

● 약간은 새롭고 또 가벼운 흥분으로
들뜨게 하는 침실.

속궁합 맞히기

"…실은요, 그때가 좋았어요."

"예?"

"여기서 남편이 약을 지어 먹은 뒤로 밤마다 하도 귀찮게 해서 못 살겠어요. 저도 약 좀 주세요."

한 달 전까지만 해도 만성 피로에 찌들어 아내는 거들떠보지도 않던 남편이 이제는 밤마다 요구해서 힘들어 죽겠다고 한다. 얼마를 치료한 후 부인도 견딜만 하다며 좋아했다. 이제는 둘 다 서로를 요구한다는 것이다.

몇 달 전엔 '우리 남편 기 좀 팍 깎아 주세요.' 라며 애원하다시피 한 40대 부인이 있었다. 남편이 한번 합방을 시작하면 보통 두 시간이 걸린다고 했다. 그리고 외도도 잦았다.

그렇다고 해서 남편의 건강을 해치는 약을 줄 순 없는 법. 음양의 밸런스를 조절해 주는 약을 주면서 오히려 부인의 체력을 보강하고 운동으로 단련하도록 권유했다.

부부의 성적 체급이 달라 고생하는 커플은 적지 않다. 약한 자는 수세에 몰려 너무 지나치게 요구한다며 상대를 원망하고 강한 자는 항상 불만족하여 불평을 한다. 속궁합이 잘 안 맞는 것이다.

한의학에서 '함께 하는 성'을 강조한다. 전희도 같이 하며 오르가슴에도 남녀가 함께 오르기를 강권한다. 한방에선 성을 쾌락의 도구로만 보는 것이 아니라 건강 장수의 중요한 수단으로 여기고 있기 때문이다.

부부 중 한쪽만 만족하는 성생활을 억지로 유지해 나가면 약한 쪽은 빨리, 강한 쪽은 서서히 건강이 해쳐지는 것으로 보았다.

따라서 성욕이 약하고 허약한 쪽은 꾸준한 체력 단련과 치료로서 건강인의 수준에 도달하도록 노력해야 할 의무가 있고 상대적으로 성욕과 체력이 강한 쪽은 사랑과 인내로 상대를 북돋워 줄 의무가 있다.

진정한 속궁합은 부부가 함께 만들어 나가는 것이다.

● 진정한 속궁합은
부부가 함께 만들어 나가는 것이다.

변강쇠를 꿈꾸시오?

남성이 성적으로 절정기를 구가하는 시기는 어느 때일까?

남성이 최고로 강한 시기는 이도령과 춘향이가 데이트를 하던 이팔 청춘인 16세에서 20세까지이다.

오늘날엔 그 아까운 정력이 시험 공부로 다 소모되고 조금은 시들해진 20대 후반에야 결혼이 가능하지만 20대도 아직은 하룻밤 4~8번의 사정이 가능하고 사정 후에도 거의 20~30분 이상 발기가 지속되며 새로이 성적 자극을 받으면 다시 몇 초 또는 1~2분 이내에 금시 일어나 하늘을 향해 뻗쳐오를 수 있다. 이때는 아직 아내가 섭섭할 수준은 아니다.

하지만 남자 30이면 벌써 한 번 잠자리를 한 후 다시 발기할 때까지 상당한 시간과 노력이 필요하고 하루에 겨우 1~2차례 정도의 성교가 가능할 뿐이다.

또 40대면 이미 10대 같은 말초적 충동감은 거의 사라지고 흥분도 분위기에 좌우되며 발기하는 각도도 겨우 90도를 유지할 정도로 처지고 1주에 평균 1~2차례 정도의 잠자리를 할 수 있을 뿐이다.

50대에 접어들면 웬만한 성적 자극으로는 흥분도 잘 되지 않아 발기도 노력이 필요하고 한 번 사정 후엔 아무리 애를 써도 약 12시간 이상이 지나야 재발기가 가능하다.

그런데 이에 반해 성적으로 경험이 많은 일부 여성을 제외하면 여성은 35세 정도에 이르러서야 성적으로 절정을 이루고 40대 초반까지 완숙한 시기를 겪으며 그 뒤로도 하룻밤 여러 번의 오르가슴을 받아들일 수 있는 상태는 오랫동안 지속된다.

그러나 이 시기면 벌써 남성은 성적인 쇠퇴를 거듭하기 시작한다. 결국 남편은 아내에게 성적으로 항상 밀리는 형국이다. 남자 나이 사십이면 변강쇠를 기대하지도 또는 자처하지도 말자. 겸허한 마음으로 건강을 관리하는 것이야말로 남편이 살 길이다.

●남편이 살 길은
꾸준한 건강관리뿐이다.

마무리가 좋아야 진짜 사랑이다

세상 만사는 끝이 좋아야 좋다. 부부 성생활도 마찬가지이다.

사랑의 시작에는 시각과 청각, 촉각, 후각, 미각 등 오감을 비롯해 상상력에 이르기까지 두뇌의 전 기능이 풀 가동된다. 이렇듯 배우자의 오감을 상호 자극해 주면 서로의 몸에 성적 반응이 용솟음치기 시작한다. 그것을 곧 전희라 부른다. 이곳저곳 이런저런 방법으로 몸과 마음의 사랑 언어를 나누다 보면 성기의 혈관이 팽창하고 혈액이 집중적으로 몰려들어 충만케 된다.

그러면 남자의 심벌은 양이 충만하여 돌처럼 단단해지고

여성의 질은 음이 가득차서 액이 넘쳐 흐른다.

그런 다음은 곧바로 오르가슴이다. 그런데 대개의 남성들이 오르가슴이 끝난 다음 뒤처리를 잘못하여 점수를 잃는다.

오르가슴이 지나가면 남성의 성기에선 썰물이 빠지듯 혈액이 쏴~아 빠진다. 30대 이후의 남성에선 몇 초도 안 되어 금시 시드는 경우도 흔하다. 그러나 여성은 마치 밑이 두꺼운 가마솥 같다. 달아오르기도 힘들지만 불을 뗀 다음도 한동안 열기가 지속된다. 여성의 성기가 오르가슴의 충혈 상태에서 벗어나는데는 적어도 10~20여 분이 소요된다.

그래서 후희가 필요하다. 쉬운 말로 남성에겐 별 필요가 없는 애프터서비스가 요구되는 것이다. 이때 볼장 다 봤다는 듯 획 돌아누워 곧바로 코를 드렁드렁 고는 남편. 아내는 이내 긴 회한의 한숨이 나온다. 갑자기 엄습하는 고독감을 느끼게 된다.

문득 외로워지고 겨울 여자나 된 것처럼 쓸쓸해진다. 그리고 보호받고 싶어진다. 오르가슴이 끝난 다음 아내는 이제 생리적 욕망이 아니라 진짜 남편을 느끼고 싶다. 후희를 바라는 것이다. 이때를 놓칠세라 깊이 포용하며 재워 주는 남편. 정말 만점 남편이다.

●오르가슴이 끝나면
아내는 남편이 더 그립다.

DHEA는 최음제인가?

〈DHEA를 먹으면 정말 정력이 강해지는가요?〉 요즘 단골로 듣는 말이다.

미국에서도 DHEA가 뛰어난 정력제요, 또한 불로장생약인 것처럼 세간에 인식되어 큰 인기를 끌고 있다는데 정력을 위해 전 세계에서 밀도살되는 곰(쓸개)의 절반 이상을 먹어 치우는 우리 나라 남성들의 성적 호기심이 DHEA를 그냥 놔둘 리가 없다. 하지만 DHEA가 정말 그렇게 뛰어난 약일까?

DHEA는 체내에서 남성 호르몬의 전 단계물질이며 젊어서 왕성하게 분비되다가 40대를 넘어서면서 점차 감소하기 시작하여 70세를 지나면 현저히 분비량이 떨어진다. 따라서 DHEA는 남성의 성기능 감퇴 및 노화의 열쇠인 양 비치기도 한다.

DHEA 연구에 의하면 심장병으로 인한 사망률을 떨어뜨리며 여타 성인병의 예방효과가 있고 또 고혈압, 동맥경화, 당뇨병뿐만 아니라 암까지도 예방하는 효과가 있으며 특히 노화를 지연시킨다는 연구도 있어 매우 장미빛이다. 미국에선 DHEA가 의사 처방 없이 구할 수 있는 건강식품류이기도 하다.

반면 최근엔 DHEA의 오용과 남용을 우려하여 그 부작용과 역기능이 매스컴에 주로 강조되고 있다. 즉, DHEA도 일종의 남성 호르몬이므로 장기간 많이 사용하면 부작용이 나타날 수 있다. 전립선암이나 유방암을 비롯한 암의 발생률을 오히려 높일 수 있을 뿐만 아니라 간과 고환의 기능을 나쁘게 만들 수도 있다.

하지만 DHEA의 연구는 아직 충분하지 못하다. 향후 약 3~5년 정도가 지나야 그 안정성이 입증되리라고 한다. 따라서 DHEA의 효과와 부작용을 단정하기엔 아직 이르다.

다만 분명한 것은 DHEA가 성욕은 다소 향상시킬 수 있을지 몰라도 발기력까지 강화하여 변강쇠로 만들어 주지는 못한다는 점이다.

● DHEA 그 효과와 부작용,
단정하기엔 아직 시기상조이다.

소변발이 굵으면 정력도 세다

소변을 보면 정력을 알 수 있다.

잠들기 전 수박 한 통을 다 먹어 치워도 밤새 푹신 단잠을 자는 이도 있고 겨우 차 한 잔을 마셔도 서너 차례 소변 보느라 깊은 잠을 못 이루는 사람도 많다. 또 어떤 이는 폭포수처럼 쏴~아 하고 거창하게 소변을 쏟아 붓는 이도 있고 전립선비대증 없이도 애들처럼 가는 소변 줄기에 잴금잴금 저리듯 소변 보는 남자도 있다.

소변의 빈도와 소변 줄기의 굵기 및 강도를 잘 살펴보면 그 사람의 성 기능을 미루어 짐작할 수 있다. 한의학적으로 성기능을 관장하는 신(腎)은 신장 방광을 비롯한 비뇨 생식 기계의 기능도 총괄하기 때문이다. 신장과 방광이 허약해지면 자연히 성기능도 약해지고 오줌발도 빈약해진다.

남자 어린이들이 죽 서서 소변 멀리 보내기 시합을 하는 것은 은연중 생식기를 단련하는 행동이기도 하다. 40대가 넘어서고 서서히 양기가 감퇴되기 시작하면 점차 소변을 보는 힘도 약해지고 10대 후반 최대 1m까지도 세차게 뿜어지던 정액의 사출력도 서서히 감퇴되어 겨우 20~30cm 정도에 불과하기도 하다.

여성도 마찬가지이다. 소변이 잦고 일어서거나 웃을 때 자주 소변을 저린다면 질 수축력이나 음기가 저하된 상태이다.

그런 분들을 위해서 고안된 케젤 운동이라 불리는 소변 체조(?)가 있다. 소변을 볼 때 한 번에 모두 내보내지 말고 미리 반쯤 본 후 그 나머지 양을 가지고 조금 내보낸 후 3~4초 쉬고 하는 방법으로 5~6차례 이상 나눠 배뇨시키면 방광기능을 강화하고 소변 보는 힘을 좋게 하고 질 수축력과 성감 및 사정 능력을 높여주므로 남녀 모두 꾸준히 실행한다.

또 집에서 복분자 20~30g을 차처럼 달여 하루 2~3번에 나눠 꾸준히 장복하면 소변의 횟수와 소변량을 줄이고 힘 있고 시원한 소변을 보는데 큰 도움이 된다. 물론 신장기능도 강화된다.

●소변이 굵고 멀리 나가면
정력도 좋다.

소음인은 이런 음식을 먹어라

소심하고 스트레스를 잘 받으며 손발이 차고 배가 자주 아프면서 변이 가늘거나 맥주를 마실 때 설사하는 사람은 대개 소음인 체질에 속한다.

소음인은 매사에 꼼꼼하고 자상하며 또한 주도 면밀한 성격의 소유자이며 성적 측면에서 볼 때 성을 추구하며 즐기려고 노력하는 편이다.

소음인 아내는 '낮에는 요조숙녀이며 밤에는 요부' 처럼 변신할 줄 안다. 소음인 남성도 결혼 초부터 성에 대한 서적을 두루 탐독하기도 하고 야한 비디오도 종종 도입하여 본떠 보기도 하는 등 성에 적극적이다.

소음인 아내를 둔 남편은 아내를 위해 성생활에 보다 더 관심을 갖고 또 체력관리를 꾸준히 할 필요가 있다. 또 소음인 남성은 신장 기능이 강해 아무리 피곤해도 그것만은 언제나 쉽게 우뚝 서는 편이지만 그로 인해 지나친 정(精)의 소모를 초래하기도 하므로 절제가 요구된다.

스트레스는 소음인을 탈진하게 만드는 가장 큰 요인 중 하나이다. 스트레스는 기혈의 순환을 방해하고 선천적으로 허약한 소음인 위장의 소화흡수력을 감소시켜 체력과 성 기능을 떨어뜨린다. 따라서 직장이나 가정에서의 마음의 평정은 소음인 건강에 필수적이다.

소음인은 냉(冷) 장부이므로 인삼, 꿀, 개, 닭, 염소, 양, 꿩, 참새고기, 뱀장어, 미꾸라지, 꽁치, 조기, 복어, 파, 생강, 마늘, 후추, 부추, 쑥, 냉이, 대추, 홍시감, 복숭아, 토마토 같은 체내에 들어가 따뜻한 성질을 발휘하는 식품이 보약 같은 음식이 된다.

반면 돼지고기, 달걀, 오리고기, 굴, 해삼, 전복, 게, 가물치, 자라, 우렁, 보리, 팥, 녹두, 메밀, 오이, 가지, 참깨, 수박, 참외, 포도, 딸기, 단감 등의 차거나 서늘한 성질을 지닌 식품은 기력을 감소시키므로 가급적 피하거나 적게 먹는 것이 바람직하다. 성기능이 허약할수록 음식 양생은 매우 중요하다.

●따뜻한 음식은
소음인을 강하게 만든다.

백년해로하는 비결

사나이로 태어나서 평생 동안 치르는 성교 횟수는 모두 몇 번일까? 물론 체력과 성기능에 따라 큰 차이가 있겠지만 대략 3000~4000회 정도라고 볼 수 있다. (30세에서 70세까지 40년간 매년 70~100번씩 성교를 갖는다고 할 때)

그러면 그 분량은 어느 정도일까?

한 번 사정 분량을 2.5~3.5cc라고 볼 때 일생 동안 사정되는 정액 총량은 맥주 깡통은 50캔, 링겔 병으로는 12병 분량 정도이다. 또한 평생 동안 사정하는 정자 수는 약 1조마리 내외가 된다. 가히 천문학적 숫자인 셈이다.

반면 여성은 어떨까?

요즘엔 초경이 빨라지고 폐경이 늦어지는 경향이 있지만 그래봐야 평생 약 400~500개 미만의 난자를 배출할 뿐이다.

같은 사람인데 남성으로 태어나면 일생 동안 1조개 이상의 상상을 초월하는 정자 복제를 해내야 하는데 비해 여자는 단지 몇백 개의 난자면 족하다. 그런데 이것이 바로 전 세계적으로 남성의 수명이 여성보다 5~8세 짧은 운명적 이유인 것이다.

최근 영국의 '뉴사이언티스트' 지에 성욕을 억제해야 남성이 장수한다는 연구 결과가 실렸다. 벌레에서부터 동물에 이르기까지 대다수 종에서 수컷이 암컷보다 단명하며 동물 실험 결과 하찮은 미물인 선충류조차 짝짓기만 하느라 체력을 소모한 수컷이 두 배나 빨리 죽더라는 것이다.

한의학에서 남성은 정(精)을 소중히 간직해야 건강 장수할 수 있다고 본다. 이 말은 중용과 절제를 나타낸다.

장수촌에 가면 90세에도 성교를 한다지만 그것은 특수한 유전적 체질과 젊어서의 절제가 뒷받침된 때문이다. 용불용설 운운하며 쓰지 않으면 녹슨다면서 기운도 없고 성욕도 없는데 체면에 성교하고 기 안 죽으려고 입방한다면 수명을 좀 더 단축할 뿐이다.

아내들이여, 백년해로하려거든 남편을 절대 침대 위에서 혹사시키지 말지니라.

●아껴 쓰면 오래 간다.

샘이 마른 여인, 질 건조증(膣 乾燥症)

'아— 앗'

k부인이 갑자기 비명을 지르자 남편도 소스라치게 놀라고 이들 부부의 방사(房事: 성교)도 중단된다.

'요즘엔 남편이 곁에 오는 게 무서워요. 며칠 전 관계 때도 아래가 찢어질 듯 아파 비명을 질렀더니 남편까지 깜짝 놀라더군요'

K부인은 이제 남편이 성 관계를 요구할까 봐 겁이 난다.

K부인은 한방 성의학에서 '음고(陰枯)'라 부르는 '질 건조증' 환자인 것이다.

여성이 효과적인 성적 자극을 받은 후 약 10~30초가 지나면 그 첫번째 생리적 반응으로 질 벽에서 미끈거리는 윤활액을 분비하게 된다. 마치 더울 때 이마에 땀이 돋아나듯

송글송글 질 벽에 솟아난다. 그러나 질 건조증이 있으면 흥분을 해도, 또는 애무를 잘 해줘도 질이 그저 보송보송한 채로 있거나 불충분하게 질 액이 분비되어 성교에 지장을 주는 것이다.

그래서 질 건조증 여성은 관계 도중엔 아래가 뻐근하고 쓰리고 아파서 쾌감은커녕 욕이 나올 지경인데 대개는 남편도 불편하기는 마찬가지이다. 결국은 피차 어떤 이유를 대서든 성교를 회피하게 되므로 원만한 성생활도 어렵고 부부 사이도 멀어지는 예가 많다.

질 건조증은 난소를 제거한 후나 폐경기 이후에도 잘 오지만 초산 후부터 나이 30도 못되어 시작하여 평생 고생하는 여성도 흔하다. 다만 말하기 쑥스럽고 낫는 병이라는 사실을 몰라 수십 년을 고생한다. 질 건조증은 요즘 점점 증가하는 추세에 있다.

질 건조증은 주로 혈(血)과 음(陰)의 허약에서 비롯된다. 또 위장 기능이 떨어져 피나 영양이 부족한 경우, 심한 냉증, 양이 부족하여 신체의 신진대사 기능이 저하된 경우, 지속적인 피로나 스트레스 등도 악화시키는 원인이 된다.

질 건조증은 4~6주 정도의 치료로 대개 완치되므로 조속한 치료를 받는 것이 좋다.

● 질 건조증은
부부 사이를 메마르게 한다.

조루는 반칙이다

　　장닭은 3~4초, 사람과 가장 가까운 동물인 비비 원숭이는 7~8초, 맹수의 왕이라 하는 호랑이는 10~15초 걸린다면 무얼 말하는 걸까. 바로 입방(入房)에 걸리는 시간이다.

　　사실 인간의 남성도 마찬가지였다.

　　반세기 전에 나온 〈킨제이 보고서〉에 보면 미국 남성 4명 중 3명은 2분을 못 넘기는 조루였다고 한다. 그러나 오늘날 새삼스럽게 조루가 문제되는 이유는 동물계의 암컷 중 여성만이 유일하게 오르가슴을 느낀다는데 있다.

　　또 한 가지 이유는 최근 세계적 추세의 여성 해방운동과 성 개방 물결이 가속화되고 있다는 점이다. 이제, 아내가 오르가슴(극치감)을 느끼기 전에 빨리 사정해 버려 성 관계를 가질 때마다 성적 스트레스만 주는 남편은 아내에게 환영받지 못하는 추세이다. 따라서 남성의 조루는 치료를 받아야 될 필요성이 생긴 것이다.

그래서인지 조루 증상을 호소하는 분들이 요즘 들어 부쩍 증가하고 있으며 바야흐로 대표적 남성 성기능장애 중 하나로 급부상 했다.

조루는 보통 여성의 질에 삽입을 시작한 지 약 5분도 버티지 못하는 걸 말하는데 2분 정도만 참을 수 있으면 경(輕)증으로 본다. 만일 여성의 성기를 보기만 해도 정액이 흐르고 또는 가볍게 접촉만 하여도 정액이 사정되는 정도면 중(重)증이다.

조루의 많은 예에서 정신적 요인이 다소간에 내포되어 있으므로 경멸하는 태도나 말투는 조루 증상을 악화시키고 남편의 마음에 큰 상처를 준다. 따라서 조루의 치료에는 아내의 따뜻한 태도와 격려의 말이 큰 효과가 있다.

조루는 발병 초기에 치료하면 비교적 치료가 잘되는 성기능장애이다. 한약물과 침, 뜸, 기공, 안마요법 등을 적절히 활용하면서 적절한 운동을 병행하면 좋은 결과를 얻을 수 있다.

● 아내의 따뜻한 격려와 태도가
조루 치료에 큰 효과를 낸다.

성욕 감퇴증

자녀가 밥맛이 없을 땐 마치 큰일나는 것처럼 보약도 지어 먹이고 야단이지만 정작 남편(아내도 마찬가지이지만)이 성욕이 없을 땐 그저 바라만 보고 있는 경우가 많다.

식욕이 없는 증상을 '식욕 감퇴증' 이라 부른다면 성욕이 없는 증상은 '성욕 감퇴증' 이라 부른다.

식욕과 성욕은 인간의 2대 본능이다.

그래서 공자님도 '食色性也(식색성야)' 라 하지 않았던가.

진수성찬을 앞에 두고 입맛이 동하지 않는 것도 병이요, 사랑스런 아내가 정성스레 성적 자극을 하여도 성욕이 동하지 않고 마음이 냉담하며 심한 경우 이로 인해 발기까지 잘 안된다면 그것도 병이다. 물론 성욕 감퇴증의 경우엔 '양위'와는 달라서 성교는 가능하다.

이희영 씨가 조사한 우리 나라 사람들의 주 평균 성교 횟수를 보면 21~25세에서 2.42회, 26~30세엔 2.31회, 31~35세엔 2.17회, 36~40세엔 1.96회, 41~45세엔 1.83회, 46~50세엔 1.61회, 51~55세엔 1.42회, 56~60세에 0.92회이었고 주 1회가 전체의 31.79%, 주 2회가 28.49%의 순서이었다.

P부인은 남편 문제로 상담을 해 왔다.
"혹시 남편이 외도를 하고 있지 않을까요?"
P부인은 조심스레 물었다.
대기업에 근무하는 30대 중반의 남편이 과장으로 승진한 후부터는 1달에 한번 정도나 겨우 잠자리를 갖는다는 것이었다. 남편을 진찰한 결과 과로로 인한 만성피로와 지나친 스트레스가 성욕 감퇴의 원인이었다.
성욕 감퇴의 원인은 성호르몬 부족, 스트레스, 만성 소모성 질환, 과로 등 매우 복잡 다양하지만 한의학적으로 볼 때 크게 신장의 음양 허(虛), 간장의 기(氣)울체 등으로 나뉜다. 비교적 가벼운 성 기능 장애에 속하므로 조기 치료하면 쉽게 호전될 수 있다.

●성욕은
인간의 본능이다.

성생활이 고달픈 방노상(房勞傷)

"저,… 아내가 곁에 오는 것이 무섭습니다."

35세의 Y씨는 초췌한 얼굴이었다.

Y씨는 매일 아침 일어날 때가 제일 괴롭다. 눈을 뜨면 정신이 맑지 않고 전신의 힘이 빠진다. 늘 머리가 무겁고 팔다리의 근육이 시리고 쑤시며 어지럽고 가슴이 뛰면서 숨이 가쁘다.

어깨와 등가슴이 벌어지려 하고 무릎엔 항상 찬바람이 들어오는 듯 시리며 허리와 전신 뼈마디가 쏙쏙 애린다. 매사에 의욕이 없어지고 항상 노곤하다. 물론 조루도 있다. 맥을 보니 신허(腎虛)가 심하였다.

진찰을 더 할 필요도 없이 방노상임을 알 수 있었다.

"부부 관계를 갖고 나면 일주 정도는 머리가 맑지 않고 전신이 노곤하면서 자근자근 쑤시지요?"

"아니요, 일주가 아니고 꼬박 한 달은 가는 것 같아요. 그 것만 하면 기가 다 빠지는지 아무것도 할 수 없어요."

Y씨는 한 번 성교 후 거의 1달씩이나 성교 후유증으로 시달린다. 그 성교 후유증이 바로 '방노상'인 것이다.

흔히 성교가 끝난 후 적게는 몇 시간에서 많게는 1~2주 이상 (비록 대부분 일과성이지만) 방노상으로 시달리곤 한다.

젊을 때 무절제한 성생활을 했거나 결혼 후 과도한 성생활을 장기간 즐긴 경우, 또는 신체가 지나치게 허약한 사람 등은 주로 신장의 정(精: 정액이나 호르몬)이 고갈되고 급기야는 전신의 기능이 쇠약해져서 나타난다.

대부분 발병이 느리고 비교적 오랜 기간에 걸쳐 형성되는 복합 증후군으로 종합 검사상으론 아무런 이상도 나타나지 않지만 반(半)건강 상태인 것이다.

방노상의 예방법 중 가장 중요한 것은 성생활을 절제하는 것이다. 방노상은 일상생활에 큰 지장을 주고 조루와 양위 등의 또 다른 심각한 성 기능 장애를 유발시킬 수 있으므로 건강 장수를 위해 신속한 치료가 요구되며 또 쉽게 치료될 수 있는 질환이다.

●성교 후유증이
곧 방노상이다.

지나치면 해로운 자위행위

"원장님, 장가 좀 가게 해 주이소."

37세 된 경상도 사나이의 하소연은 다음과 같다.

"아, 지가요. 중학교 1학년 때 친구가 가르쳐 준대로 자위행위를 시작한 거 아닙니꺼. 그란데 하다 보니 하루에 5~6번까지 하게 됐구요. 그걸 해야 공부도 시작할 수 있고 잠도 잘 수 있었습니다."

그러다 보니 걱정도 되고 몸이 좀 약해지는 감이 있어서 고민도 했지만 책이나 라디오 같은데서 전문가들이 하는 말이 '자위행위를 하는 것이 정신 건강에도 좋고 아무런 해도 없으니까 참지 말라'고 하는 소리를 듣고 나서부터 '하고 싶은 걸 안하면 더 나빠지지나 않을까' 해서 자꾸 더 하게 됐다.

그런데 결혼 적령기가 된 후부터는 막상 발기가 되어도 흐물흐물할 뿐만 아니라 심한 조루여서 도저히 결혼할 엄두가 나질 않았다. 하지만 그걸 모르는 어머니는 '장가 좀 가라' 고 아우성이다.

필자는 지나친 수음으로 인해 결혼 못하는 총각들의 전화 상담과 치료가 적지 않다. 남고생의 95%. 여고생의 16% 그리고 남중생의 72%가 수음을 즐기고 성인 남성의 70%. 여성의 50%정도가 결혼 후에도 자위를 한다는 조사가 있을 만큼 수음은 보편적 성행위가 되는 추세이다.

수음에 대한 무책임한 상담들은 수많은 청소년들을 독서나 운동, 또는 건전한 레크레이션이나 학업으로부터 벗어나 성의 나락으로 안심하고 빠져들게 만든다. 하지만 아직 성장기의 청소년이나 허약한 사람들의 자위는 마땅히 심신의 건강을 위해 자제되는 쪽으로 상담되어야 마땅하다.

수음이 적지 않은 청소년들의 심신을 황폐화시키는 모습을 지켜보노라면 안타깝기만 하다. 사정의 본질은 부수적인 쾌감 이전에 자연계에 수억의 자기 복제물(정자)을 종의 보존 법칙에 따라 자연계에 헌신하는 희생 행위이기 때문이다.

●지나친 자위는
반드시 건강을 해친다.

옥녀는 있다, 여성 성욕 항진증

48세의 K부인은 욱하고 가슴 답답증이 치밀어 오르면 갑자기 안절부절못하고 집을 뛰쳐나가곤 한다. 한참 쏘다녀야 다소 진정이 되지만 항상 허전한 느낌이다. 가족들은 신경정신과에 끌고 가려 야단이지만 K부인은 실은 '성욕 항진증'이었다.

자상한 남편은 잠자리에서 나름대로 충분한 전희와 알뜰한 사랑을 쏟아 부었으나 K부인은 한 번도 만족을 느낄 수 없었다. 한 번의 관계가 끝나면 그때부터 더욱 달아오르기 시작하는 것을 도저히 억제할 수 없었다. 자위로도 해결이 안되었고 남편에게 고백할 수도 없었다.

K부인은 자신도 조절 불가능한 성교에의 집착 때문에 이

만저만 괴로운 것이 아니었다.

여성 성욕 항진증을 한의학에선 화선풍(花旋風)이라 부른다. 즉 보통 여성들보다도 훨씬 성적 욕구가 강렬하여 스스로 주체할 수 없을 정도로 성욕이 과도 항진된 상태이다.

옛 문헌에 보면 육순 넘은 노파라도 일단 이 화선풍이 발증하면 '옷을 다 벗어제끼고 거리로 뛰쳐나가 튼튼한 남정네를 사냥하는데 대개 한 남자로는 만족을 못하고 한 번에 서너 명의 남성을 봐야 음욕이 해소되고 또 그런 후에야 제정신이 돌아온다'고 했다.

당나라 때의 '측천무후'도 이 부류에 해당하는데 수많은 미(美) 소년을 거느리고서 성적 욕구를 해소시켰다.

여성 성욕 항진증은 폭발적이고 반복된 오르가슴을 느낄 순 있지만 저항력을 감소시키고 일찍 노화하기 쉬우며 대개 수명이 단축된다. 선정적 비디오나 소설을 비롯한 각종 성적 자극을 멀리 하고 술과 육식을 삼간다. 남편이 깊은 이해와 사랑으로 협조하면 치료에 큰 도움이 된다.

화선풍은 신장이 허(虛)하고 심장의 양(陽)이 항진되어 수(水)와 화(火)가 서로 교통하지 못해 일어나므로 침과 한약물로 발병 초기에 치료하는 것이 좋다.

●지나친 성욕 항진증은
수명을 단축한다.

불발탄, 사정 불능증

　　30대 초반의 P부인은 남편과 잠자리를 할 때마다 짜증이 난다. 도무지 끝이 보이지 않기 때문이다.

　　'우리 남편은 시간이 아무리 가도 사정이 없어요.'

　　조루증 남편을 둔 아내라면 혹 부러워할 법한 이야기이지만 모든 것은 적당한 것이 좋은 법. 발기 상태가 오래 지연되면 일시적으론 기분이 좋을 수도 있겠으나 대다수 여성은 사정 불능이 반복, 지속됨에 따라 점차 흥이 깨지고 초조해지며 부부 관계를 가질 때 미리 지치거나 불감증이 생기기도 하는 등 성적 불만이 매우 높다. 남편의 사정을 깊숙이 느낄 때 비로소 아내도 완전한 성적 즐거움을 맛볼 수 있기 때문이다.

　　남성 자신도 발기된 후 절정감이 올 듯 말 듯한 채로 발기만 마냥 지속되면서 사정이 안되므로 결국 성행위 추구 목적인 오르가슴을 느낄 수 없어 짜증나고 허전하며 또 민망하기만 하다.

　사정 불능증은 '지루' 또는 '사정 결여'라고도 하는데 성적 흥분 및 음경의 발기 상태와 성행위 과정 등은 정상적이고 양호하지만 단지 사정이 불가능하여 정액의 사정에 수반되는 성적 극치감에는 도달할 수 없는 증상을 말하며 전체 성기능장애 환자의 약 3~4%가 이에 속한다.

　사정 불능증의 원인이나 증상은 매우 다양하다.

　질병이나 약물, 수술 등의 원인에 의해 어느 때부터인가 시작되기도 하고 단순히 심리적, 정서적 이유로 일어나기도 하며 지나친 수음, 빈번한 성교, 과로 등이 원인일 수도 있다.

　성교에 의해 아직 한 번도 사정을 느껴보지 못한 경우도 있고 아내의 질 속에선 사정이 불가능하지만 수음이나 아내의 손으론 가능한 경우도 있다. 또는 성교 후 1~2시간 이상 지나서야 정액이 힘없이 흘러나오기도 한다.

　기능성 사정 불능증의 경우 상담 치료와 한약물 및 침 치료를 병행하면 대부분 용이하게 치료될 수 있다.

●사정 불능증이 있으면
오르가슴을 느낄 수 없다.

여인 위에서 최후를 맞는 복상사

사랑과 죽음의 에로티시즘.

얼핏 들으면 3류 영화 테마 같지만 오르가슴 순간에 희열과 함께 표현되는 얼굴 표정과 소리가 하필 가장 고통스런 순간의 그것과 흡사한 것은 무슨 이유일까.

C부인이 아침에 일어나 처음 느낀 것은 바로 옆에 누워 있는 남편의 '주검'이었다. 술을 거나하게 마시고 들어와 평소보다 좀더 정열적이고 길게 간, 모처럼 생각날 만한 사랑을 나눈 밤이었는데 그날 아침은 너무도 잔인했다.

성교 도중 급격한 죽음을 맞는 것을 한방 성의학에선 마상풍(馬上風)이라 하며 소위 복상사(腹上死)라 칭한다.

복상사는 성행위 도중 여성의 위에서 남성이 갑자기 의식을 잃고 얼굴이 창백해지면서 호흡이 가빠지고 손발이 경련하면서 전신이 차게 식고 맥도 미약해지면서 사망에 이르는 것을 말한다.

사오십대 이후에선 성교 중, 또는 성교 후 일정 시간이 지난 다음 이처럼 사망하는 경우가 있다.

옛 조선의 여인들은 이럴 때 당황하지 않고 뒷머리 낭자에 꽂았던 비녀의 날카로운 끝으로 남정네의 열 손가락 손톱 바로 밑 1mm 아래 위치한 십정혈을 1~2mm씩 찔러 검붉은 피를 십여 방울씩 짜내 화를 모면하기도 했다.

복상사의 흔한 병리적 이유는 협심증이나 심근경색, 고혈압, 동맥경화 등으로 인한 심장마비나 뇌졸중으로 인한 급사이다.

오르가슴을 느끼기 위해 혈압은 평소보다 수축기 혈압은 최고 100mmHg, 심장박동은 180회, 호흡수는 40회까지도 증가하는 등 마치 파열 직전의 풍선처럼 엄청난 신체적 변화를 인체는 감내해야 한다. 오르가슴을 경험하기 위해 인체는 죽음도 불사(?)하는 극한 상황을 이겨내야 하는 것이다.

복상사를 예방하려면 평소 고혈압, 동맥경화 등의 성인병의 치료 및 예방에 주력하고 적당한 운동으로 신체를 단련해야 한다.

●조선 여인들은 십정혈을 찔러
남편의 복상사를 모면하기도 했다.

꿈에서 맺는 사랑, 몽정(夢精)

'얘가 요즘 밤마다 팬티를 적셔 내요.'

中3의 아들을 데려온 엄마의 고민은 야뇨증이 아니었다. 하루가 멀다 하고 아침마다 팬티에 정액을 묻혀내는 아들은 요즘 얼굴도 핼쑥해지고 집중력은 물론 성적도 떨어지기 시작하였다.

사춘기에 접어들면 소녀는 생리 현상이 시작되고 소년은 몽정(또는 유정)을 시작한다. 몽정은 성적 충동은 있으나 이성과 교접할 수 없을 때 대뇌 피질의 잠재력이 정액을 체외로 사정시켜 성욕을 처리하는 방식이다. 아무런 꿈도 기억치 못하는 경우도 있으나 대개는 여성과 키스, 포옹, 성교에 이르는 일부 또는 전 과정을 거치면서 오르가슴을 느끼며 사정을 하게 된다.

'동의보감'에 보면 몽정은 그 건강 정도에 따라 세 가지로 나뉜다.

'첫째 건강한 청년이 이성을 사모하다가 몽정하는 것은 마치 병에 물이 차면 넘치는 것과 같은 이치이므로 염려할 필요가 없다. 둘째, 심장의 기(氣)가 허(虛)한 경우로 병이 기울어 물이 조금만 차도 넘치는 것과 같아서 쉽게 치료될 수 있다. 셋째, 장부(臟腑)가 모두 허약해지고 원기가 허(虛)한 때는 병이 깨어져 물이 저절로 흐르는 것과 같은 상태로서 병이 매우 중한 경우이니 크게 보해야 한다.'

젊을 때 이성을 보고 마음(心)이 동하게 되면 상화(相火)가 따라 동하여 잠재의식 속에 남아 있다 잠자는 동안 사정을 하여 그 성적인 스트레스를 해소하게 된다.

청소년기의 한창 왕성한 나이에 이성을 사모하는 것은 자연스런 일이다. 거기에다 오나가나 눈에 띄는 깊은 노출의 젊은 여성들, 그리고 길거리 대로변 어디에나 즐비한 거의 전라 차림의 도발적이고도 충동적인 영화 포스터, 인터넷에서 손쉽게 접하게 되는 포르노 영상 등이 감수성이 예민한 청소년들에게 미치는 영향은 매우 크다. 몽정이 증가하지 않을 수 없는 현실이다. 다만 심한 몽정으로 쇠약해져 가는 기미가 보이면 곧 몸을 보강해 주는 것이 좋다.

●지나친 몽정은
치료를 해야 한다.

최 현 박사의
톡톡 튀는 한방 이야기

초판 발행 · 1997년 8월 20일
초판 8쇄 · 2000년 4월 5일
재판 발행 · 2005년 4월 30일
재판 3쇄 · 2012년 12월 24일

지은이 · 최   현
발행인 · 박종현
편집장 · 박옥주
발행처 · 세계문예

등록/2006년 1월 10일(제7-180호)

주소/ (132-033)
서울시 도봉구 도봉로 109길 78

대표☎: 995-0071 편집실: 995-1177
영업부: 995-0072 팩 스: 904-0071
주간실: 995-0073

e-mail | adongmun@naver.com
e-mail | adongmun@hanmail.net
Homepage | adongmun.co.kr

ISBN 978-89-88695-50- 0